突发公共卫生事件
健康科普策略与实践

唐文娟 ◎ 主编

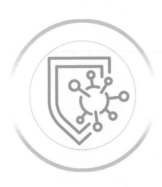

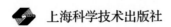

上海科学技术出版社

图书在版编目（CIP）数据

突发公共卫生事件健康科普策略与实践 ／ 唐文娟主
编；丁园执行主编. -- 上海 ：上海科学技术出版社，
2022.3
　　ISBN 978-7-5478-5528-7

　　Ⅰ．①突… Ⅱ．①唐… ②丁… Ⅲ．①公共卫生－突
发事件－卫生管理－上海 Ⅳ．①R199.2

　　中国版本图书馆CIP数据核字(2022)第030934号

突发公共卫生事件健康科普策略与实践

唐文娟　　主编

上海世纪出版(集团)有限公司
上 海 科 学 技 术 出 版 社　出版、发行
(上海市闵行区号景路 159 弄 A 座 9F－10F)
邮政编码 201101　　www.sstp.cn
常熟市华顺印刷有限公司印刷
开本 787×1092　1/16　印张 8
字数：120 千字
2022 年 3 月第 1 版　2022 年 3 月第 1 次印刷
ISBN 978－7－5478－5528－7/R·2410
定价：68.00 元

本书如有缺页、错装或坏损等严重质量问题,请向工厂联系调换

编委会

序 言

在新冠肺炎疫情防控中，健康科普与疾病预防、医疗救治一起成为上海疫情防控的"三驾马车"。面对来势汹汹的新冠肺炎病毒，上海完善群防群控机制，广泛发动市民群众，以"全行业动员、全社会覆盖、全人群关注、全过程推进、全媒体传播"的"五全手势"与"速度、精度、跨度、广度、温度、深度"的"六度出击"，打造疫情防控的硬核科普，构筑2400万市民疫情防控的"铜墙铁壁"。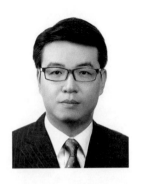

如何更好总结经验，助力上海公共卫生群防群控机制建设？在上海市卫生健康委员会和上海市健康促进委员会办公室的统筹推进下，上海市健康促进中心在此次疫情防控健康科普中发挥了重要作用，该中心特别组织团队以新冠肺炎疫情为例，进一步梳理、分析、归纳突发公共卫生事件健康科普策略与实践。

本书对上海健康科普"六度出击"提升抗疫战斗力进行了全景式回顾与分析：把握时点，体现健康科普速度；精准传播，突出健康科普精度；整合资源，凸显健康科普跨度；立体传播，拓展健康科普广度；安抚民心，传递健康科普温度；行为倡导，强化健康科普深度。同时，对突发公共卫生事件中的健康科普发展进行了展望。其中，既有系统的理论分析，也有详尽的案例介绍；既有提纲挈领的总结，也有与时俱进的前瞻。从中，生动体现了健康科普因势而动、因势而变、因势而为的上海特色，也呈现出多形式、多渠道、多维度的创新模式，更强调凝共识、促立法、共参与的体系构建。

本书可以作为广大健康教育与健康促进工作者的"工具书"，运用健康科普作为社会健康治理和城市精细化管理的抓手,健全应急健康科普体系,进一步完善健康科普工作机制,跨部门合作、全社会动员,开展全民健康科普,打造城市健康文化,推进人人参与健康上海行动,为上海国际化大都市建设夯实健康之基,守牢安全之门。

上海市卫生健康委员会副主任　张浩

2021 年 10 月

目 录

第一章

突发公共卫生事件中的健康科普

第一节 突发公共卫生事件与健康科普概述

一、突发公共卫生事件的概念

突发公共卫生事件，是指突然发生，造成或者可能造成社会公众健康严重损害的重大传染病疫情、群体性不明原因疾病、重大食物和职业中毒以及其他严重影响公众健康的事件。根据突发公共卫生事件性质、危害程度、涉及范围，突发公共卫生事件可划分为特别重大（Ⅰ级）、重大（Ⅱ级）、较大（Ⅲ级）和一般（Ⅳ级）四级。

突发公共卫生事件一般可分为间期、初期、持续期和恢复期。

间期指的是突发公共卫生事件发生前的平常期，是应急预防和应急准备的关键期。间期应该做好应急预案，建立健全应急响应机制和防控救治体系，加强应急队伍建设，定期开展培训，提高卫生应急能力，开展健康教育，提高公众应对突发公共卫生事件的认识和意识。

当突发公共卫生事件发生后，在初期应尽快建立起统一、高效、权威的组织指挥体系并持续开展监测评估，通过对突发公共卫生事件科学规范的调查，提出防范事件进一步扩大和蔓延的方案。同时要及时发布预警信息，做好突发公共卫生事件防治知识的科普，协助群众做好应对准备，动员应急队伍和各级领导对突发公共卫生事件处置的支持。

在突发公共卫生事件持续期，医疗卫生服务和心理危机干预必不可少，需要做好群众躯体和心理伤害的康复。同时要持续做好针对性的健康教育，促使公众自觉采取科学正确的自我防护措施。此外，也要持续开展爱国卫生运动，营造良好的外部环境，避免出现不良环境卫生条件，以防事件进一步恶化。

突发公共卫生事件的恢复期是平息和重建的时期。一是要做好善后和抚慰工作，安抚民心，让社会恢复正常秩序。二是要修建和复原卫生设施和公共设施，恢复和提升公共卫生服务能力。最后，要及时总结经验教训，弥补不足，提高日后应对突发公共卫生事件的能力。

总的来说，突发公共卫生事件应急工作，应当遵循预防为主、常备不懈的方针，贯彻统一领导、分级负责、反应及时、措施果断、依靠科学、加强合作的原则。

二、健康科普的概念

科普是采取公众易于理解、接受和参与的方式普及科学技术知识、倡导科学方法、传播科学思想、弘扬科学精神的长期性活动。"健康科普"是 21 世纪开始被使用的词汇，目前还没有一个被广泛引用的定义。结合科普的定义，并参照《健康科普信息生成与传播技术指南（试行）》中给出的健康科普信息的定义，我们可以把健康科普定义为：将健康领域的科学技术知识、科学观念、科学方法、科学技能等，以公众易于理解、接受、参与的方式呈现和传播，帮助公众形成健康观念，采取健康行为，掌握健康技能，提高健康素养，从而维护和促进自身健康的长期性活动。

健康科普一词，经常和健康教育与健康促进同时被提及。健康科普从属于健康教育及健康促进，而健康教育又属于健康促进的一部分。《健康教育与健康促进工作规划纲要（2005—2010 年）》中提到，"健康教育与健康促进是动员全社会和多部门的力量，营造有益于健康的环境，传播健康相关信息，提高人们健康意识和自我保健能力，倡导有益健康的行为和生活方式，促进全民健康素质提高的活动。"健康促进除了涵盖教育手段，还涵盖了其他有益于健康的行为改变和环境改变的行政、法规以及组织手段等。

在"健康科普"一词出现之前，"医学科普"和"卫生科普"多被使用，用于指代普及医学卫生知识的活动。理解健康科普的概念，还涉及如何定义健康领域。

根据世界卫生组织在 1948 年的《宪章》中提出的健康的定义，"健康不仅仅是没有疾病或者是不虚弱，而是一种在躯体上、精神上和社会上适应的完好状态"。《健康中国行动（2019—2030 年）》中提到"健康包括身体健康、心理健康和良好的社会适应能力。遗传因素、环境因素、个人生活方式和医疗卫生服务是影响健康的主要因素。"《中国公民健康素养——基本知识与技能》中解释："身体健康表现为体格健壮，人体各器官功能良好；心理健康指能正确评价自己，应对处理生活中的压力，能正常工作，对社会作出自己的贡献；社会适应的完好状态是指通过自我调节保持个人与环境、社会及在人际交往中的均衡与协调。"可以看出，健康知识不仅包括医学卫生知识，因此健康科普涉及的领域也比"医学科普"或"卫生科普"更加宽泛。健康是一个受社会文化因素影响的多维度概念，对于"健康科普"涉及的范围，也应当结合时代精神和社会背景作出与时俱进的解读。

三、突发公共卫生事件中健康科普的策略

随着社会经济的发展，媒体渠道的多样化，健康教育的普及，近年来我国的健康科普工作有了很大的提升，但应对突发公共卫生事件的健康科普仍需进一步加强。做好突发公共卫生事件中健康科普，要掌握以下策略。

❶ 健康科普要反应迅速，具有时效性

突发公共卫生事件的突发性，决定了突发公共卫生事件健康科普要注重时效性。当突发公共卫生事件发生时，"谣言"和"小道消息"常常被散播，伪科学极容易趁机传播，公众此时的心理往往容易走极端，主要原因是公众对突发公共卫生事件极为关心却信息不足。因此，健康科普应该紧贴"热点"，并随着突发公共卫生事件的变化及时地进行调整，在第一时间解答公众最关心的问题，不给虚假信息传播的可乘之机。同时，也要关注网上流传的相关谣言，及时作出相应的辟谣和引导。

❷ 创作多元化科普作品

创新发布渠道应对突发公共卫生事件的健康科普，在传播的速度、广度和深

度上有更高的要求,这意味着科普材料的形式和发布渠道要更符合社会大众的需求和特点。随着社会节奏的加快和科技的发展,当代人获取知识的习惯也发生了一些改变。比如,短视频近年呈爆发式增长,成为微博、微信后又一重要的社交媒体;上班通勤时间,很多人习惯听广播或音频;青少年课余休闲喜欢看漫画……因此,在进行科普作品创作时,除了传统的图文形式,还应考虑加强短视频、音频、网漫等的创作,针对不同人群特点和需求,开发制作形式多样的健康科普材料。相应地,对于健康科普信息发布的渠道,也应积极拓宽互联网和新媒体的应用,通过微信、微博、抖音等新媒体平台,创造适合更广泛受众的传播方式和手段,有效加强健康传播力度,扩大传播覆盖面。

❸ 建立健康科普的权威形象,确保科学性

公众在突发公共事件发生时,可能会因为陷入恐慌而丧失理智,从而轻信煽动性的谣言,而不信任主流媒体的发声。此时,由具有公信力的权威专家向公众传达的健康科普信息,更具有客观性和可信度,更易获得公众的信服和支持。同时,权威专家的专业知识也可以保证健康科普信息的科学性和准确性。此外,突发公共卫生事件发生后,可能会出现一些始料未及的专业问题。对于这些问题的科学研究多处于进行时态,结论也可能是阶段性的结论,会存在观点冲突或官方发布前后差异的情况。科普信息发布时一定要本着科学的态度,将这种结论的即时性、不确定性以及可能性一并告知公众,以免引起不必要的恐慌和焦虑,强化舆论引导,进行客观理性分析,反复验证信息来源,真正做到有理有据有节、有的放矢。

❹ 兼顾常规健康科普需求,关注通达性

突发公共事件发生后,市面上会涌现大量的科普内容,势必有所重叠。健康科普工作者应关注当前已有的科普内容是否存在知识盲区,对于重点内容反复加强提醒的同时,应积极拓宽思路,开辟新知识点的科普。

在进行健康科普时,除了说"想听的",还要说"听得懂的"。"听得懂"意味着科普作品要有通达性。通达性指的是受众对科普内容的可接受性(通俗性)和科普方式的有效到达。面向社会大众进行突发公共卫生事件相关的健康科普,科普内容应与大多数人的理解能力相匹配。可以根据受众群体的年龄、诉求等具

体情况进行分级分类传播;针对普通群众的健康科普文章,应避免晦涩难懂的长篇论述。提出的建议应尽量具体实用,并注意针对不同人群的不同情况进行分类讨论,提高生活中的可操作性等。

❺　围绕突发公共卫生事件的不同时期,侧重点应有针对性

突发公共卫生事件的健康科普不应只在突发公共卫生事件发生时开展,而应始于突发公共卫生事件发生前,并贯穿全程,不同时期的重点应有所不同。

在突发公共卫生事件的间期,健康科普的工作重点应该包括普及常见突发公共卫生事件的防治知识,提高群众自我安全防范意识,加强健康科普能力建设和开发完善突发公共卫生健康科普材料的储备库。

在突发公共卫生事件发生的初期,健康科普强调速度。要快速传播突发公共卫生事件核心必要的防治知识,特别是要对易受感染的人群和其他易受损害的人群要做好针对性的健康科普。

在突发公共卫生事件的持续期,健康科普在内容和传播上都更注重广度和深度。科普内容要更科学全面,科普形式和渠道要更多样化,以覆盖更广的人群,帮助社会大众养成日常良好防护习惯和健康生活方式。除了突发公共卫生事件防治知识的持续输出,也要注意焦虑、抑郁、心理疏导、心理支持等相关心理健康知识的科普。

在突发公共卫生事件的恢复期,健康科普的重点是从突发公共卫生事件中总结经验,引导公众不能放松警惕,针对本次突发公共卫生事件,对人们进行系统的知识和技能普及,提升公众应对类似事件的能力。此外,也要注意应激障碍干预等心理健康知识的科普。

第 ② 节　突发公共卫生事件中健康科普的作用

一、普及知识技能,促进公众理性应对

突发公共卫生事件不仅会对社会公众的健康产生严重影响,而且会造成社

会秩序的混乱和公众的心理恐慌。在突发公共卫生事件不同时期,分阶段、分专题向公众传播事件相关科普信息,指导公众树立科学的健康观,避免伪科学的干扰、误导和诋毁,作用至关重要。

突发公共卫生事件往往造成公众恐慌或担忧,产生对突发事件的认知偏差,极为渴望了解多种相关知识尤其是权威科学信息等,有时对权威性事件解读的需求达到迫切程度,此时展开对公众的科学知识的普及事半功倍、效果显著。

在突发事件中,健康科普充分发挥专业优势,迅速反应,加强与相关领域权威部门和科技工作者联系,在第一时间介绍事件真相,传播相关的科学知识,解读科学防范措施,引导公众正确认知,掌握有效的防护措施。如在新冠肺炎疫情中,对于疫情防治措施进行了广泛的宣传普及,尤其是戴口罩、洗手的要点、隔离措施的方法等,都很大程度地提升了公众的自我防护知识和技能,使疫情防控工作效果得到巩固。从新冠肺炎疫情初期的"消除杂音"、澄清谬误,到防控成效初显时的鞭策提醒,再到复工、复产时的加油鼓劲、心理疏导,在每一个关键节点上都有一批医学"大咖"理性发声、硬核"喊话",让公众内心踏实、不焦虑。

二、引导舆论,稳定社会秩序

在突发公共卫生事件中,理性与非理性因素共存的公众舆论,对事态发展变化产生的影响是利是弊,取决于是否开展有效的引导。对于社会民众来说,非正常状态下的社会秩序往往会造成人们的恐慌,会出现逃离、抢购等应激行为,严重影响社会稳定。

健康科普不仅传播科学知识,还可以依据事态发展状况,做好公众防控知识需求议程设置,即决定人们看什么,决定人们怎么看,以致最终影响人们的认知。抓好科普知识传播选题策划,在突发公共卫生事件时可以提供强有力的舆论引导。在新冠肺炎疫情中,健康科普不仅实现了对突发公共卫生事件的针对性宣传报道,还积极加强舆论引导,有效激发正能量,坚决维护社会大局稳定,凝聚起众志成城、共克时艰的强大正能量。

三、畅通渠道,强化政府与民众信息沟通

政府作为公共服务的提供者和管理者必然要承担着信息发布的主体责任,具体表现为提供突发公共卫生事件的知识解读、制定管控措施、发布事件调查进展等,本质上就是政府信息公开的透明度。因为突发公共卫生事件的突发性、不确定性等特点,在其发生时,公众的信息需求和有关部门之间就会出现信息不对称,导致公众出现猜疑、不信任等问题,甚至出现谣言。健康科普通过核心信息、传播平台、传播渠道等的组织安排,能够很快把信息传播出去,引导舆论,避免信任危机和谣言误导现象。

新冠肺炎疫情出现后,上海就把健康科普与信息公开、新闻发布同部署、同推进,让市民有更多的知情权、参与权,从而不断提升自我防护意识和能力。同时,多渠道收集社情民意,针对市民关切的热点问题,以需求为导向,进一步开展健康科普。事实证明,健康科普成为突发公共卫生事件中政府与民众进行信息沟通交互的媒介,有助于进一步增强民众对政府的信任,提高政府的公信力。

四、推动突发公共卫生事件应急机制走向健全

健康科普的时效性需满足突发公共卫生事件的应急要求,科学性、社会性满足突发公共卫生事件的信息权威性要求,健康科普与社会民众的互动则有助于信息的采集和完善。健康科普对突发公共卫生事件的信息进行搜集整理并进行科学传播,为公众提供相关科学方法,对不断健全突发公共卫生事件应急机制具有积极作用。从受众互动参与性来说,健康科普有利于应急信息反馈机制的建立和完善。传统信息发布采取自上而下的结构,与公众缺乏互动与信息传递。应急期间利用手机、微博、论坛等新媒体科普形式,门槛低、互动性强,公众既是接受者也是传播者,信息交流、反馈成为常态,弥补了传统信息传播中公众参与性不高的缺陷,有利于事件应急信息更新,构建全面系统化的突发公共卫生事件信息管理系统。

五、帮助公众固化文明健康生活方式

前事不忘后事之师。吸取疫情的教训，才能让防疫的经验成为公众健康生活启示。新冠肺炎疫情期间，一些不良生活习惯因"疫"而变，但要从"变化"到"固化"，需要不断提升健康素养，使文明健康理念深入人心，健康生活方式才能够一直延续下去。只有人们的观念改变了，健康素养提升了，文明健康生活方式才能成为日常生活"标配"。上海市借鉴"爱国卫生运动"和"健康城市建设"优良传统，在充分听取社会意见的基础上编制了《上海市民健康公约》，让疫情期间形成的经验固化为上海市民健康生活的好习惯，形成了城市精细化管理的新抓手。巩固防疫成果，把"防疫法宝"转化为上海 2400 万市民健康生活的行为习惯和自觉行动！

第（三）节　突发公共卫生事件中健康科普的历史回顾

一、爱国卫生运动中健康科普的经验积累

20 世纪 50 年代，我国卫生工作提出了"卫生工作与群众运动相结合"的方针，动员全社会进行"除四害、讲卫生、消灭主要疾病"的爱国卫生运动，把在人民群众中开展健康科普活动，作为卫生工作的基础和先行兵。1955 年，毛泽东同志向全国发出"一定要消灭血吸虫病"的号令，除钉螺、治污水、讲卫生的爱国卫生运动广泛开展。

以上海为例，上海曾是全国血吸虫病严重流行地区之一。20 世纪 50 年代，上海通过发动 2 万多医务人员、医学院校师生到血吸虫病疫区，运用墙头画、黑板报、粪便管理模型、实物标本、科教幻灯片、电影放映和说唱、活报剧、地方戏曲等方式，开展血吸虫病健康科普工作。1985 年，中共上海市委、市政府宣布上海市消灭了血吸虫病。时至今日，爱国卫生运动深入人心，取得了巨大成果，使公

众养成讲卫生的好习惯,提高了公众健康水平。

健康科普是推广健康科学知识、提高公众健康素养和自我保健能力的有效途径,新中国成立以后,健康相关科普工作经验在爱国卫生运动中不断积累、完善,为突发公共卫生事件的健康科普打下了坚实的基础。

二、突发公共卫生事件中健康科普的回顾

① 甲肝大流行

1988 年 1 月,上海发生甲肝大流行,短短一个月内,总计发病人数超过 31 万。原上海市健康教育所对特邀传染病学专家进行专访,《上海大众卫生报》头版呼吁:"市民们,为了你们的健康,请不要生食毛蚶。"甲肝流行期间,230 万份预防肝炎传单和 35 万份《上海大众卫生报》"肝炎专刊"送到千家万户,3 部电视剧迅速播放,引起社会强烈反响。当时不少人估计,1988 年春节后将有第二个流行高峰,但并未出现。

② "非典"疫情

"非典"(严重急性呼吸系统综合征,英文缩写为 SARS)于 2003 年初起迅速在全国蔓延,作为 21 世纪人类面临的第一个未知流行病,它的传播具有速度快、范围广、影响大的特点,由于公众对它的防范认识不足,一时间造成了一定的恐慌。紧要关头,全国健康教育机构及相关部门应用多种形式向公众传播与"非典"有关的防护知识和措施,适时地开展正面健康科普工作,稳定了人心,动员社会各界自觉参加到这次抗击"非典"的战争中,有效提高了公众的知识水平和自我防护能力。北京市疾病控制中心健康教育所曾对 759 名来自城 8 区范围内不同职业的人群所作的电话调查表明,"非典"相关知识的知晓率高达 96.6%。

③ 甲型 H1N1 流感疫情

2009 年 5 月,我国的内地第一例甲型 H1N1 流感确诊,原卫生部立即启动了疫情发布工作,还邀请疾病预防控制专家和健康教育专家,在新闻发布会上进

行健康科普,解答媒体关注的疑问,告诉公众如何进行自我保护。在 6 月 11 日世界卫生组织宣传流感大流行之后,我国广东、北京等多所学校发生聚集性甲型 H1N1 流感疫情,全国各地迅速开展了健康科普宣传,利用横幅、广播、电视、报纸、大众传媒、电视的底部字幕、宣传画、宣传海报、橱窗展示等方式向公众详细讲解个人的防范措施、隔离原因,让公众更准确理解面临的风险,消除恐慌情绪,帮助公众积极开展保护自身健康的活动。

④ H7N9 型禽流感疫情

自 2013 年 2 月始,上海、安徽、江苏、浙江乃至全国的其他部分地区陆续出现 H7N9 型禽流感。3 月 31 日,原国家卫生和计划生育委员会通报人感染 H7N9 禽流感疫情信息。其间,谣言四起,出现板蓝根抢购现象。4 月 12 日,我国呼吸疾病国家重点实验室主任钟南山等专家对于有关 H7N9 禽流感的传染性、预防用药等问题进行解读,"并未出现人传人特征,公众无需恐慌,可以继续健康的禽蛋类消费,无需哄抢板蓝根等药物"。权威专家健康科普,缓解了公众的恐慌情绪和抢购板蓝根现象。

健康科普是推广健康科学知识、提高公众健康素养和自我保健能力的有效途径,突发公共卫生事件发生后,总结经验,建立和完善相应的机制和体制,让健康科普搭起一座政府、专家与群众之间的沟通桥梁,提高民众应急能力,任重道远。

第④节 "五全手势"发挥健康科普引领作用

一、"五全手势"打造"铜墙铁壁"

以上海在新冠肺炎疫情防控中开展的健康科普工作为例,健康科普与疾病预防、医疗救治形成了疫情防控的"三驾马车",以"五全手势"打造战疫硬核科普,构筑 2 400 万市民疫情防控的"铜墙铁壁"。

① 全行业动员

上海市卫生健康委员会官方微信公众平台"健康上海12320"牵头110多家医疗卫生机构,组成新媒体矩阵,38家市级医院推出1200多个科普栏目。同时,复旦大学附属华山医院张文宏教授积极开展多种形式的科普,复旦大学附属中山医院樊嘉院士、葛均波院士录制系列科普视频"新冠病毒中山谈",上海交通大学医学院附属瑞金医院推出"新冠-瑞金主委说"系列微视频,上海市精神卫生中心先后推出两辑"疫情防控市民心理疏导18问"科普内容,等等。

② 全社会覆盖

上海市爱国卫生运动委员会联合城管、住建、交通等部门,推进科普宣传深入交通口岸、办公楼宇、农贸市场、建筑工地、沿街商户等,覆盖全市16个区、215个街镇、6077个村居。通过6万余块东方明珠移动电视屏、1万余辆出租车后窗广告、近10万处社区灯箱广告宣传栏等,全方位开展健康科普,覆盖全社会。

③ 全人群关注

根据不同场景、不同人群需求,策划不同的科普内容,引发全社会、全人群的关注。通过向全体市民推送健康科普短信,市政府疫情防控新闻发布会邀请权威专家做27期健康提示,上海市健康促进中心适时推出"市民健康科普50问"等,覆盖全人群。

④ 全过程推进

在防疫的每一个重要节点,上海及时开展健康科普,解疑释惑,提升市民自我防护意识:2020年1月19日上海市首发可疑新冠肺炎病例排查预警信息,科普宣传即同步开展;1月28日12位院士联名向市民倡议,缓解公众紧张、焦虑情绪;复工复产前,加强企业和个人防护宣传;疫情防控调级后,推出市民防控意识"不降级"科普宣传;复学前,又送上温馨健康提示。

⑤ 全媒体传播

除了卫生健康系统各机构的自媒体,宣传系统的新闻出版机构也是全媒体传播的重要阵地,医学专家做客上海电视台"夜线约见"栏目 30 余次,澎湃新闻、东方网等直播频道策划、推出多种直播、访谈节目。此外,通过微信、微博、抖音等平台推送多种科普产品,累计浏览量数十亿人次。

二、从"五全手势"到"六度出击"

通过"五全手势"构筑疫情防控"铜墙铁壁"的过程中,注重传播的速度、精度、跨度、广度、温度、深度六个维度,形成"六度出击"传播要素的聚集,从而提升抗疫科普的战斗力。

❶ 速度

把握时点,体现健康科普的速度。因势而动、因势而变、因势而为,第一时间开发针对性强的科普资料,自始至终把健康科普与新闻发布同部署、同推进。

❷ 精度

精准传播,突出健康科普的精度。在疫情防控中,关注重点人群、强调重点场所,始终以民生需求为导向,以精准触达为目标,做好健康科普工作。

❸ 跨度

整合资源,突显健康传播的跨度。坚持联防联控,强化群防群控,通过积极广泛的社会动员与良好协作的联动机制,为疫情防控构筑最坚实的保障。

❹ 广度

立体传播,拓展健康科普的广度。通过"长战线、宽视角、高站位"的全媒体宣传,让多形式、多渠道、多维度的健康科普,实现全社会的同频共振。

❺ 温度

安抚民心,传递健康科普的温度。充分把握突发公共卫生事件中的心理科普重点,通过上海市卫生热线(12320),关切民情,及时回应,对疫情防控中的社会稳定起到重要作用。

⑥ 深度

　　行为倡导,强化健康科普的深度。根据法律法规和社会规范对行为的影响,在疫情防控中积极倡导健康生活方式,凝共识、促立法、共参与,将防护举措固化、延续成为市民健康行为。

(撰写人:黄晓兰、叶　瑜、束翠华、宋琼芳)

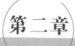

第二章

把握时点 体现健康科普速度

第（一）节 突发公共卫生事件的
危机公关和应对策略

一、危机公关中的"黄金时间"

① 突发公共卫生事件与公共危机的关系

"公共危机"是指对一个社会系统的社会价值、行为准则、社会秩序等产生严重威胁，使社会处于偏离正常轨道的非均衡状态，在时间压力和不确定性极高的情况下需要以政府为核心的公共管理系统做出决策并加以解决的危机事件。公共危机有两个主要特点：一是威胁性，会对组织目标、社会稳定产生严重威胁；二是紧迫性，需要在非常短的时间内给出应对决策。"突发公共卫生事件"与"公共危机"有共性，当突发公共卫生事件发生伊始表现出巨大危害性，或可以明确预见的潜在巨大危害性时，该突发公共卫生事件就属于一种公共危机事件。新冠肺炎疫情是新中国成立以来在我国发生的传播速度最快、感染范围最广、防控难度最大的一次重大突发公共卫生事件，是有着巨大危害性的公共危机事件。世界卫生组织将本次新冠肺炎疫情定义为构成国际关注的突发公共卫生事件，向世界各国发出一个明显信号：如果没有大规模的危机公关和应对行动，疫情将无法被妥善控制。

❷ 危机公关的"第一时间"

在传播学上,危机公关是应对公共危机和突发公共卫生事件的有效机制,指在公共关系专业理论和原则的指导下,运用传播学的策略、措施与技巧,主动改变因突发事件而造成危机局面的过程。英国的危机公关专家罗杰斯特提出危机沟通 3T 原则,即主动沟通(tell your own tale)、充分沟通(tell it all)、尽快沟通(tell it fast)。我国危机公关专家游昌乔在《危机公关——中国危机公关典型案例回放及点评》一书中提出危机公关 5S 原则,为政府、企业和个人的危机公关提供了指导。

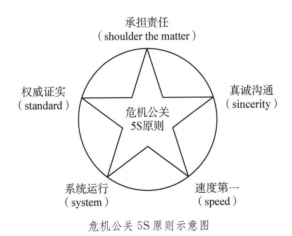

危机公关 5S 原则示意图

可见,国内外专家均强调危机公关中速度的重要性,英国的危机公关专家罗杰斯特的 3T 原则要求尽快、主动将危机信息披露给利益相关者,以掌握危机话语的主动权。游昌乔危机公关 5S 原则指出速度第一原则,是危机公关的核心和前提。因此,一定要争取在最短的时间内,用最快的速度控制事态发展,并第一时间向公众公开信息,以消除疑虑。

在过去传统媒体占主导地位的时代,危机公关曾有"黄金 48 小时"之说,即在危机发生的两天内应该由责任部门向公众发布关于危机的有效解释和实际的应对方法,否则负面信息将会遍布全球各地,产生各种猜疑和谣言。随着新媒体崛起,渗透并参与到突发公共卫生事件的发展过程中,人人都可以成为传播源,危机公关的黄金时间大大缩短,"黄金 48 小时"早已不再适用如今的新媒体时代。

2010年,人民网舆情监测室提出"黄金4小时"概念。而一些西方国家在政府危机公关上设定了危机传播的"黄金时间"为60分钟。当前,考虑到新媒体的超强传播力,学者们认为危机公关已经没有了所谓的"黄金时间",只有"第一时间"。如果危机主体不能在混乱的信息大肆传播之前,将公众可以接受的事件真相和应对措施公之于众,就很有可能爆发大规模的舆情危机。因此,在突发公共卫生事件发生时,把握危机公关的第一时间至关重要,发现敏感苗头,落实责任主体,第一时间发出最有价值的声音,回应网络质疑,抢占信息流动制高点,让真相先入为主,挤压负面舆论传播空间,是危机公关制胜的第一步。

③ 第一时间的健康科普

健康科普是突发公共卫生事件危机公关的一种有效形式,在危机发生后信息缺乏的情况下,公众辨识力不够,容易听信谣言,产生惶恐焦虑心理,严重影响公众身体健康与生命安全,甚至可能扰乱正常社会秩序。健康科普的作用如前所述,此时政府相关部门需要在短时间内做出关键性决策,及时向民众传递信息,包括核心科普知识,阻断谣言和不良信息扩散。健康科普的速度是健康教育与健康促进专业机构积极应对突发公共卫生事件危机反应速度的一种体现,说明应急预案已经启动,正努力控制事态发展。健康科普信息发布得越早、越准确,明确突发公共卫生事件现状、应采取的措施、专家预测与建议、公众应知晓的自我防护知识等,就能先入为主,把握舆论主动权,能最快获得公众的全力支持和配合,应对突发事件带来的威胁和挑战,将突发公共卫生事件的危害降到最低。

二、健康科普速度应用策略

① 加强应急健康科普储备

应急健康科普指面对突发公共卫生事件时,为提高公众应对突发公共卫生事件能力而即刻开展的健康领域相关知识、方法、技术、思想的传播过程。在突发公共卫生事件中,应急健康科普强调时效性,以"快"字为集中体现,应急健康科普主体需要尽可能快地在短时间内完成相关健康科普内容的收集、整理、编纂和传播,迅速让公众了解与应急相关的科普知识、掌握相关方法、树立科学思想,并具备一定的处理实际突发问题、参与公共危机事件决策的能力,如果错过应急健康科普的有利时期,科普宣传成效将大打折扣,公众也可能会因健康科普知识匮乏而听信各种谣言,导致各种不确定性问题的产生。

因此,加强应急健康科普储备尤为重要。一方面,要在常态化健康科普中注重健康科普资源的挖掘、整理、积累和归档,为应急健康科普提供更多素材。同时,要开展一定的传染病等相关突发公共卫生事件的健康科普宣传,包括做好应急演练,使受众在突发事件未发生时便掌握一定的知识和技能,从而能够在面对突发公共卫生事件时有充足的准备。另一方面,要加强健康科普人才储备,逐渐形成一支由医生、科研人员、健康教育工作者、多媒体工作者等专业人士和志愿者组成的健康科普队伍,定期进行技能培训。此外,要在应急健康科普工作中不断探索,逐步理顺科普资料审核与发布机制,建立媒介矩阵,加强合作,充分发挥各自优势,形成健康科普合力。不断完善突发公共卫生事件健康科普应急预案,做到有备无患。

② 把握关键节点开展应急健康科普

在发生突发公共卫生事件后,按照其发展过程可划分为初期、持续期、恢复期三个阶段。突发公共卫生事件初期是应急健康科普工作开展的一大难点,突发公共卫生事件带来的往往是始料未及的全新问题,凸显日常科普储备的重要作用,在政府部门、卫生系统专业人员和公众没有足够的思想准备情况下,能够及早、有效地开展应急健康科普工作。持续期是突发公共卫生事件影响扩大,公众对健康科普需求急速增加时期,这一时期,大家对事件的发生和发展已经有了一定的科学认知,需要时刻关注社会舆论、公众需求变化,及时选择合适的形式和内容进行科普。恢复期是突发公共卫生事件已经在政府部门控制范围内,如常态化疫情防控阶段,疫情已在政府部门控制范围内,网络舆情趋于平缓。

在突发公共卫生事件的每一个阶段都离不开权威的健康科普,需要把握好关键节点,及时、快速地开展应急健康科普,以期达到最优科普效果。应急健康科普的速度快主要体现在两个方面,一是健康科普作品创作速度快;二是健康科普作品传播速度快。健康科普作品创作速度快是应急健康科普的前提,健康科普作品传播速度快是应急健康科普的体现。

面对突发公共卫生事件,快速成立应急健康科普工作小组,由工作小组统一安排和调度,保证健康科普工作快速而有条不紊展开。充分利用储备的健康科普资源,动员健康科普队伍中专家和志愿者,加紧收集国内外相关文献、国家相关政策文件、权威专家解读等资料,明确突发公共卫生事件性质、特点、大众基本卫生健康预防知识以及其他公众密切关注的问题,由多媒体专业人员紧急制作成形式多样的健康科普作品,如微信推文、视频音频、海报折页等。在这个过程中科普创作团队必须要有时间观念,密切配合,争分夺秒。

健康科普作品制作完成只是突发公共卫生事件应急科普的一部分,让市民快速接收到健康科普作品不能只依靠卫生行政部门单方面的力量,需要"联防联控、群防群控、多方联合协作",保证健康科普作品的发布和传播。在健康科普储备阶段已经形成科普资料审核与发布机制以及应急预案,在此基础上,依托政府新闻发布会、专业机构官微以及各大媒体、电视节目、广播电台等资源快速发布健康科普作品,让公众能够第一时间、从多渠道接收到科学的健康科普知识。同时,大批量印制海报折页、报纸专刊、宣传册等纸质材料,依靠爱国卫生运动和健康教育条线工作人员的力量将资料发放到街道、社区的居民手中,利用线下渠道将健康科普知识直达受众,确保健康科普知识第一时间普及大众。

第 ② 节 新冠肺炎疫情防控中的健康科普速度实践

一、疫情初期健康科普

新冠肺炎疫情蔓延速度之快,始料未及。上海市委、市政府与时间赛跑、与疫情竞速,特别是在疫情的初期和持续期,通过市政府疫情防控新闻发布会、上海市卫生健康委员会"健康上海12320"官方微信、微博等渠道,第一时间发布信息,推出权威健康科普,使疫情相关健康科普信息以最快的速度传播。上海通过积极的健康科普,让公众看到政府部门和专业机构在疫情防控工作中所做的努力,及时了解掌握科学防护知识,从而理解和支持疫情防控措施,增强对政府部门和专业机构的信任和认同,同时也积极参与疫情防控,对疫情的防控工作有着极大的助推作用。

疫情初期是应急健康科普开展的最佳时期,这一阶段的重点是紧跟事态发展,第一时间普及传染病预防知识,做好舆论引导,防止谣言出现。上海的健康科普速度非常快,"快"体现在科普储备足、科普生产快、科普传播快,从2019年12月8日武汉出现首例不明原因肺炎病例开始,上海便时刻关注事件发展,卫生健康部门已经开始收集整理与不明原因肺炎相关的信息,做好应急健康科普知识储备。随着事件进展,结合每一个关键时点,上海的健康科普宣传几乎是当天或隔天就推出,科普传播速度比谣言速度更快,也是此次新冠肺炎疫情取得重大战略性成果的关键一步。2019年12月31日,上海市卫生热线(12320)接到2个与不明原因肺炎相关的市民来电咨询。结合冬春季是呼吸道传染病的高发季节,上海立即设计制作《预防呼吸道传染病　做好个人防护》海报,并通过健康教育条线下发至全市各社区。2020年1月9日,央视新闻报道武汉病毒性肺炎病原检测结果为新型冠状病毒。为第一时间普及"冠状病毒"的特点和相应的预防措施,"健康上海12320"微信、微博于当天推出《这种病毒引发的肺炎,你了解吗?》科普文章,首次提到"冠状病毒",提醒市民在生活中做好有效预防措施。

为避免市民将冬春季常见的流行性感冒误认为新型冠状病毒感染的肺炎,"健康上海12320"微信、微博于2020年1月16日推出原创科普文章《流感季,这几件小事做对了吗?》详细介绍流感症状和预防措施。

临近春节长假,"健康上海12320"微信、微博于2020年1月17日、19日分别推出科普图文《准备回家?读懂流感预防提示,别让爸妈为你担心》和《呼吸道传染病高发,节前提醒教你远离它》提醒返乡、旅游的市民在拥挤的春运高峰期间在路途中做好个人防护,以降低感染风险。

2020年1月19日,在国家卫生健康委员会公布武汉不明原因肺炎疫情后,当晚,上海发布加强可疑病例排查的预警信息。"健康上海12320"微博发布了《上海加强对可疑病例筛查,积极防控新型冠状病毒感染的肺炎》,告知市民本市各类医疗机构已全面加强预检分诊和发热门诊的力量配置,规范开展对可疑病例的监测、筛查、诊断治疗和处置工作,切实保障市民健康和城市公共卫生安全。上海市健康促进中心结合舆情监测、市民聚焦的问题,第一时间同步发出健康提示,居家和公共场所要保持室内空气流通;市民要勤洗手,注意个人卫生;如有发热、呼吸道症状，要及时到医疗机构就诊。

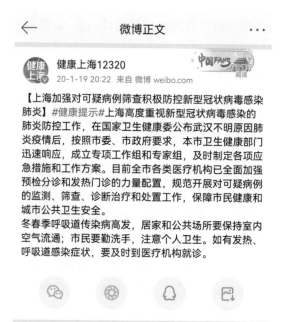

"健康上海12320"微博发布疫情相关信息示例

二、疫情持续期健康科普

2020年1月20日，国家卫生健康委员会确认上海首例输入性新型冠状病毒感染的肺炎确诊病例的消息在"健康上海12320"微信、微博公布后，上海立即启动了每日通报机制，即通过"健康上海12320"微信、微博发布本市疫情情况，做到发布及时、公开、透明。

钟南山院士在2020年1月20日接受中央电视台采访时表示：武汉新型冠状病毒肺炎肯定有人传人现象。1月21日一早，"健康上海12320"微信、微博发布上海确诊了第2例输入性病例，且还有4例疑似病例在排查中的消息。

上海连日确诊新冠肺炎病例，加之武汉18日新增59人、19日新增77人，其他省市及境外也相继发布确诊首例病例的消息，市民对新冠肺炎疫情的关注度瞬间提高。上海市卫生热线（12320）关于新冠肺炎的市民咨询，从2020年1

月 20 日的 31 件次,突增到 21 日的 165 件次、22 日的 537 件次。为第一时间满足市民急速上涨的科普需求,上海紧急开发各类应急健康科普内容,以海报、折页、视频、报纸专刊、官微推文、抖音等各种形式呈现,在春节长假前,集中提示"假期不外出、不聚会,做好居家卫生防护";返沪高峰来临前,开展口岸和交通枢纽健康宣传,提示主动健康申报、加强自我管理;复工复产前,加强企业和个人防护知识宣传。自始至终把健康科普与信息公开、新闻发布同部署、同推进,有效延续疫情防控效应,使疫情防控期间的上海健康科普"效应倍增"。

① 在春运高峰到来之前,以各交通枢纽为重点,围绕新型冠状病毒感染的肺炎的临床表现、预防措施,集中科普正确戴口罩、科学洗手等知识

2020 年 1 月 21 日,"健康上海 12320"微信、微博转发"健康中国"制作的科普《关于新型冠状病毒感染的肺炎,想知道的看过来》,用图文详细介绍新型冠状病毒感染的肺炎的临床表现、预防措施等。上海市卫生健康委员会、上海市疾病预防控制中心和上海市健康促进中心联合制作健康科普宣传短视频《冬春季呼吸道疾病预防温馨提示》在东方明珠移动电视高密度滚动播出。

2020 年 1 月 22 日,上海市卫生热线共收到涉及新冠肺炎疫情的工单和来电突破 500 件次。"健康上海 12320"微博转发了"健康中国"微博推出的《面对新型冠状病毒感染的肺炎,这些权威预防建议请您一定要看》;多部门联合紧急制作的健康科普宣传短视频《冬春季呼吸道疾病预防温馨提示》在腾讯视频上线,同时通过东方明珠移动电视 6 万多块地铁、公交、楼宇电视屏上予以高密度滚动播出;以各交通枢纽为重点,将首批 6 万份《从我做起远离呼吸道传染病》折页发放至上海市交通委下属 13 家单位(铁路上海站、虹桥火车站、浦东机场、虹桥机场、长途客运公司等),同时将预防呼吸道疾病中英文口播稿提供给全市交通部门,另有 2 万份折页通过爱国卫生条线发放至全市各类场所。

2020 年 1 月 23 日,武汉"封城",浙江、湖南、广东三省相继启动重大突发公共卫生事件一级响应,上海新增 7 例确诊病例。"健康上海 12320"微信推出科普文章《保护我们的呼吸道,这份宝典请收好》,介绍如何挑选、佩戴口罩,如何做好咳嗽、打喷嚏时的正确防护等;组织专家整理防控新冠肺炎的核心健康知识,形成《防控新型冠状病毒感染的肺炎,十大核心健康知识看过来》,并于 24 日一早在"健康上海 12320"微信、微博发布。

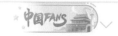

健康上海12320
20-1-22 来自 微博 weibo.com

#健康科普汇# 【面对新型冠状病毒感染的肺炎，这些权威预防建议请您一定要看！】

@健康中国 :#健康科普汇# 【面对新型冠状病毒感染的肺炎，这些权威预防建议请您一定要看！】最新证据表明，新型冠状病毒存在人传人现象。公众保持良好的卫生习惯可以降低新型冠状病毒感染机会。如何预防？请戳图，get七条权威建议！

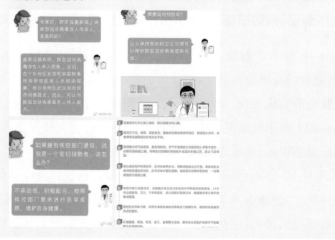

"健康上海12320"微博转发权威科普图文

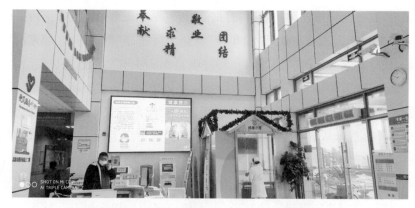

《从我做起远离呼吸道传染病》折页及电子版发放到各类场所

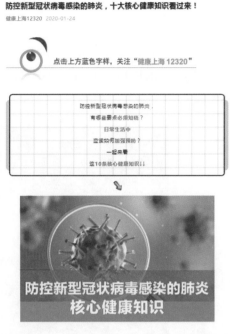

"健康上海12320"推送防控新冠肺炎科普文章

② 一级响应机制下,上海实行最严格的科学防控措施,健康科普有效结合疫情防控需要和市民需求,做到有的放矢,快速、密集推向市民,提升市民科学防护能力

2020年1月24日,上海启动了重大突发公共卫生事件一级响应机制,实行最严格的科学防控措施:重点地区来沪人员实行居家或集中隔离观察14天,全面实行交通道口卫生检疫,取消各类大型公共活动,集中力量强化入口防控,延迟本市企业复工和学校开学。随着疫情形势日渐严峻,上海根据疫情防控需要,聚焦上海市卫生热线市民来电热点问题,连续开发、推出针对性极强的健康科普文章及音视频,集中提醒市民"假期不外出、不聚会,做好居家卫生防护",过好"宅"系春节。

2020年1月25日,原创健康科普《多通风、勤洗手、合理吃、科学动→"宅"系春节的健康打开方式》在"健康上海12320"微信、微博推出。

2020年1月26日,设计制作包含12份健康科普材料的"上海市新冠肺炎疫情防控科普宣传工具包"向市青年联合会、市医卫青年联合会等120家单位开放下载链接;摄制"正确佩戴口罩""科学洗手"和"喷嚏礼仪"3部科普视频在腾讯视频和"健康上海12320"微信、微博发布。春节期间,在腾讯视频上陆续推出《冬季预防流行性感冒小知识(动画片)》等10部呼吸道传染病相关短视频。同时,在交通枢纽等户外大屏投放"过好'宅'系春节"的相关海报。

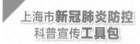
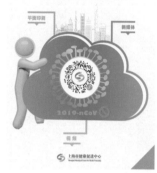

疫情防控"工具包"

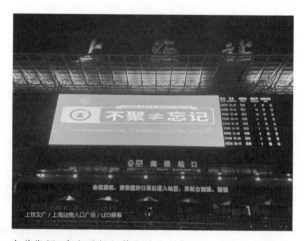

春节期间,在交通枢纽等户外大屏投放"宅"系春节的海报

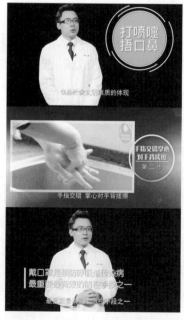

"喷嚏礼仪""科学洗手""正确佩戴口罩"3部科普视频发布

2020 年 1 月 27 日，3 万份海报《防控新型冠状病毒感染的肺炎 我们要做到》和 20 万份健康提示折页《防控新型冠状病毒感染的肺炎核心健康知识》，通过爱国卫生条线发放至全市各类场所。

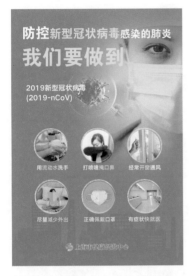

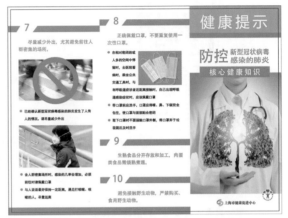

《防控新型冠状病毒感染的肺炎 我们要做到》海报

《防控新型冠状病毒感染的肺炎核心健康知识》折页

2020 年 1 月 28 日，根据上海市卫生热线（12320）市民来电最集中的 7 个问题，"健康上海 12320"微信、微博推出科普图文《防控新型冠状病毒感染的肺炎：热点问题，专业解答》，"上海发布"微信、微博及各大媒体广为转发。在疫情进入关键时刻，顶级专家的呼吁具有极高的权威性，《12 位院士联名向上海市民发出倡议书》通过各大媒体发布，倡议书宣传海报同步下发。

2020 年 1 月 30 日，"健康上海 12320"微信、微博首次刊登有关疫情期间心理防护的健康科普《焦虑、恐慌、不知所措？特殊时期，心灵需要特别防护》以缓解市民对于日益攀升的确诊病例数、死亡病例数，以及网络上的各种真假、负面信息所产生的各种担心和疑问，甚至是焦虑和恐慌。

宅家时间一长，生活中渐渐出现新的问题，比如采购生活物资、拿取外卖、遛狗、就医等不可避免的外出情况，市民又该怎么做好个人防护？1 月 31 日，在本该结束假期、返岗的日子，"健康上海 12320"微信、微博推出《拿外卖需要消毒吗？开窗通风会让病毒飘进来吗？这里有你关心的"疫"问解答》和《新型冠状病

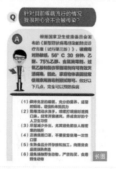

"健康上海12320"微博推送新冠肺炎答疑科普文章

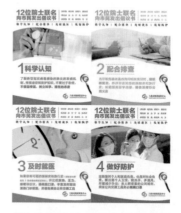

《12位院士联名向市民发出倡议书》宣传海报

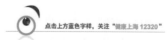

拿外卖需要消毒吗？开窗通风会让病毒飘进来？这里有你关心的"疫"问解答

DingXiangYiSheng 健康上海12320

2020-01-31

"健康上海12320"微信推送相关科普文章

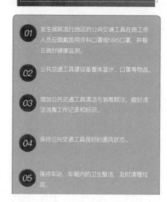

"健康上海12320"微博推出乘公共交通防护提示

毒科普知识：乘坐公共交通工具，做好这几点》，指导市民加强特殊情况下的个人防护，做到科学防疫。

2020年2月3日，上海市新冠肺炎防控工作新闻发布会介绍了全民健康科普对抗击新型冠状病毒感染的肺炎的重大意义，健康科普实现"全覆盖"，运用"全媒体"，跟踪"全过程"，同时在返程高峰来临，复工单位增加的重要关口，向广大市民再次发出五点健康提示。同时，当天拍摄制作了四部防控诊治新型冠状病毒的医学讲座，用于全市相关诊疗单位及医务人员的培训。

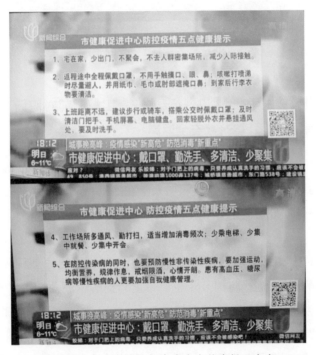

新闻综合频道播放新闻发布会上健康提示内容

在倡导市民贯彻疫情防控要求的同时，为有效缓解非常时期口罩短缺问题，倡导合理使用口罩，2020年2月4日、9日，"健康上海12320"微信、微博先后推出《口罩，"五戴三不戴"》《如何合理使用口罩？这个视频告诉你答案》，在2月5日媒体采访中提出《重复使用口罩，三要、三不要》，被"上海发布"微信、微博及各大媒体广为报道。

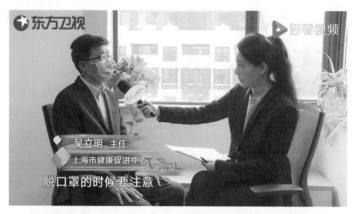

2月5日媒体采访中提出《重复使用口罩，三要、三不要》，被"上海发布"微信、微博及各大媒体广为报道

3 健康科普未雨绸缪，迅速行动，在复工复产前对职场人士科学防护进行全方位指导，保障其安心、安全返岗

为确保复工复产稳定有序，上海未雨绸缪，一方面为避免返程人群流动可能给疫情带来的影响，另一方面聚焦职场人士在通勤、办公楼宇和室内等场所的防护问题，在2月10日前集中开展针对不同工作场所防护、居家消毒、出行提示等健康科普。

2020年1月29日，"健康上海12320"微信、微博推出原创科普图文《返程路上，除了父母的牵挂，这些防护tips也要带上》，提醒返沪人员一定要在途中做好充足准备，因为在车厢、机舱密闭环境中，空气流通较差，更易于病毒的传播。

2020年2月3日，"健康上海12320"微信、微博推出《开工在即，职场人士如何做好健康防护》，指导上班族如何做好上下班途中、工作期间办公楼内以及回家后的防疫措施。

2020年2月4日，"健康上海12320"微信、微博推出《返沪人员居家隔离14天，有哪些注意事项》；35.5万份《上海大众卫生报》防控新冠肺炎专辑通过城管执法系统和各区环境整治组、爱卫办分发到沿街商户和社区居村委；11.2万份《来沪人员健康动态观察系统快速填报通道使用指南》海报和折页通过交通委和疾控条线投放至虹桥站、火车站及相关防控站点。

2020年2月5日，公益短片《返程高峰告知》在腾讯视频上线，同时投放在口岸和交通枢纽,宣传科学防护,提示主动健康申报、加强自我管理;适用于办公场所、公共场所、公共交通、居家防护、居家消毒、佩戴口罩、科学洗手等 7 部"新型冠状病毒自我防护"系列短视频,纳入"上海市新冠肺炎疫情防控科普宣传工具包",开放给 200 余家市属单位、全市 16 个区以及外省市兄弟单位免费下载。

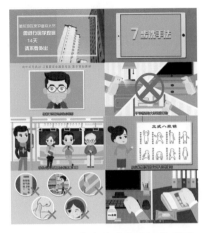

"新型冠状病毒自我防护"系列短视频

2020 年 2 月 8 日,"健康上海 12320"微信、微博推出原创科普《上班外出回到家,健康防护更要做到家》,指导上班族们正确保护家人,缓解其对自己复工可能给家人带来风险的紧张情绪;35 万份根据不同工作场合设计完成的通用版、工地版、工厂版、电梯版、公厕版防护宣传海报,陆续发放至城管、市容质量监督中心、各区疾控、民防培训中心。

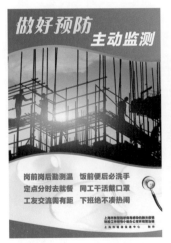

防控系列宣传海报

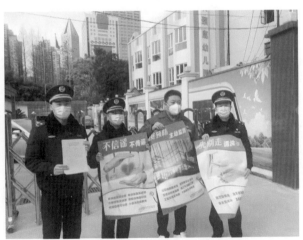

防控系列宣传海报通过城管发放到工地

2020 年 2 月 11 日,复工复产第二天,"健康上海 12320"微信、微博推出《复工有点慌? 这四句话送给魔都上班一族》。再提上班途中要做足防护,强调岗前岗后勤测温,岗上人多戴口罩;饭前便后勤洗手,离岗不要凑热闹。

在持续 20 多天无本地新确诊病例后,上海市政府决定自 2020 年 3 月 24 日零时起将重大突发公共卫生事件一级响应调整为二级响应。"响应级别"的下调并不意味着疫情防控的放松，健康科普集中提醒市民逐步恢复正常生活的同时，"继续宅、闷得住、屏屏牢"，防护意识"不降级"，为社会安全、复工复产复学保驾护航。

（撰稿人：俞铭敏、张雪艳、周静锋）

第三章

精准传播　突出健康科普精度

第一节　健康信息生成的原则

一、关注健康信息的科学性和适用性

在突发公共卫生事件的不同时期，结合重点场所、重点人群需求，生成科学、适用的健康信息是开展精准健康科普的核心和基础。

在突发公共卫生事件发生时，人们对健康信息的需求程度与平时有所不同，不同人群的生理与心理阶段不同、不同活动场所人群的健康需求与健康关注内容不同，因此，就需要根据不同人群、不同场所的需求，在科学论证的基础上，制定不同的具有针对性与实效性的精准健康传播内容，从而实现健康信息的科学性和适用性。

为了引导并规范全国健康科普工作广泛、深入、可持续开展，国家卫生健康委员会曾发布《健康科普信息生成与传播技术指南（试行）》，提出健康信息生成的科学性和适用性原则，其中科学性要求内容正确，遵循循证原则，尽量引用政府、权威的卫生机构或专业机构发布的行业标准、指南和报告等。在突发公共卫生事件中，健康科普信息必须尽量使用政府或者权威卫生机构、专业机构发布的行业标准或者指南，例如新冠肺炎疫情中，国家先后发布了多版的新冠肺炎诊疗方案，在健康科普中，就需要结合最新发布内容来制作健康信息。适用性则要求关注公众的健康问题和健康需求，针对公众关注的健康热点问题，且信息的语言

与文字适合目标人群的文化水平与阅读能力。在突发公共卫生事件期间，更需要分析各类重点人群、普通民众的人群特征以及在不同时段、不同场所的不同健康需求，才能因人而异、因地而异、因时而异的制作健康信息，切实满足健康需求。

二、健康信息生成的流程

1 健康信息需求的层次

大众对健康信息需求可以分为对健康信息需求的客观状态、认识状态和表达状态 3 个层次。其中，对健康信息需求的客观状态由目标受众生存、发展的客观需求引发，如新冠肺炎疫情中，自己或亲人得了新冠肺炎后产生的对健康信息的需求；对健康信息需求的"认识状态"由个体认识到的健康信息需求或外界的刺激而唤起，例如在新冠肺炎疫情中民众对健康防护内容的需求；对健康信息需求的"表达状态"则是健康信息需求被认识或被唤起后的正式表达，例如，新冠肺炎疫情中很多普通民众也利用各种渠道发布了自身的看法。由此可以看到，针对普通大众的健康科普应该更多集中在唤醒民众对健康信息的认识状态上。

2 信息生成流程

应对突发公共卫生事件时，健康科普是否能够实现目标人群发生预期改变的目的，达到理想的传播效果，主要取决于传播者对信息、传播渠道、传播形式的设计和选择，符合需求的健康信息才能真正实现有效的健康传播。

（1）确定目标受众

突发公共卫生事件发生初期，主要是面向突发公共卫生事件发生区域的全人群进行健康科普，因为人群可能普遍存在影响，全体人群均可能处在健康危险状态，从而造成较大影响和严重后果。同时也要考虑到不同人群在突发公共卫生事件中可能的风险有所不同，不同场所存在的危险因素也可能不一，有必要根据人群的所处场所和特征进行划分，为更加准确地开展健康科普奠定基础。

（2）开展需求评估

在确定了目标受众后开展需求评估，了解受众想要什么、需要什么以及他们希望得到什么；了解目标人群目前行为形成原因及采纳新行为的障碍与促进因素，找出交流的重点与渠道，使健康科普能够符合目标人群需求，促进或打动他们采纳所推荐的行为。可通过文献资料查阅、问卷调查、专题小组讨论、现场观察等多种形式了解目标受众的健康传播需求。在突发公共卫生事件的健康教育中，充分了解老龄人口、育龄妇女、青少年、职业人群等重点人群的健康需求和传播渠道，分析不同场所人群采取预防行为的意向、障碍和促成因素，确定最恰当的传播方式，从而开发有针对性的健康信息，及时开展健康科普。

（3）编写健康信息

结合需求评估结果，筛选出适宜目标受众特征，可以达到传播效果的主题。同时根据传播者的自身条件和优势，将受众需求与现有条件结合起来，充分利用各方资源，寻找最优渠道和传播材料。在突发公共卫生事件中，围绕希望或推荐受众采纳的行为，编制或筛选出受众最需要知道、最能激发行为改变的信息，以及为什么这样做、具体怎么做等相关信息。尽量用较为通俗的语言加以归纳、表述。在编写过程中，应邀请相关领域的专家对信息的科学性、专业性进行论证和审核，避免将错误、片面的信息、知识点传递给目标人群。对语言进行润色、修改和完善，力求简单、明确、通俗，使目标人群容易理解与接受。同时结合工作实际，对健康信息进行预试验和风险评估，确定信息准确无歧义，易于被目标人群理解和接受。

第（二）节　以需求为导向开展新冠肺炎疫情防控精准健康科普

一、关注重点人群

突发公共卫生事件的涉及范围广，影响范围大，一旦发生，会对人们的身心健康产生危害。而不同人群的特征不尽相同，其对于科普知识的需求也有所不同。因此，在发生突发公共卫生事件时，健康科普工作既要覆盖到全人群，又要关注到重点人群，针对不同人群的特点和需求精准健康科普。新冠肺炎疫情中，上海市以群众需求为导向开展了不同人群的疫情防控健康科普。

❶ 老年人

（1）主要特征

老年人群免疫功能和器官储备能力下降、对抗外界应激源的抵抗能力降低，加上老年人常伴随一种或多种慢性疾病，是高危和易感的群体，更容易发展为危重症的群体。如果老年人患病，其治愈恢复难度大，家庭交叉感染风险也较高。老年人群随年龄上升，健康水平、认知能力、学习模式与青年人群的差异性较大。父母和子女两代人之间在对事物认识和价值观上存在差异，在关于突发公共卫生事件的态度和行为上可能也会存在差异。新冠肺炎疫情中，老年人由于信息来源往往不如中青年人灵敏快捷，对此次疫情的预防知识知晓度和接受度较低，很可能在预防行为的主动性上不如中青年人，常出现子女很难劝说父母戴口罩等现象，因而子女在传授疫情防控等新知识和技能的过程更应注重其内在的情感沟通功能。

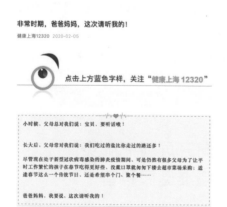

"健康上海12320"微信推送针对老年人群疫情防护相关健康知识文章

（2）健康科普内容

在突发公共卫生事件的背景下，需要以老年人的生理特征和认知能力等为基础，结合老年人多患有基础性疾病的实际情况，开展遵医嘱、自我保健等针对性的健康科普。在疫情初始，结合老年人容易盲从网络上获取的信息等情况，发布了主题为《非常时期，爸爸妈妈，这次请听我的！》的微信推文，向老年人群科普疫情防护相关的健康知识，特别关注了慢病管理和注意信息来源这两个方面。随后在《公众就医健康提示》《慢病患者疫情期间健康提示》等内容中设置专题，提醒老年人群做好防护；在《耐心听唠叨、及时去辟谣……"老小孩"们的心理压力要这样"破"》中关注老年人群疫情期间的心理健康；在《新型冠状病毒肺炎公众防护简明知识读本》中将老年人作为重点人群纳入，进行专门指导。

随着疫情逐步稳定,结合老年人群的特点,围绕外出、购物等又推出《@老年朋友:莫负好春光,防护有锦囊》《特殊时期,老年人这样吃,妥妥的》等内容,有效满足了老年人群需要。

❷ 少年儿童群体

(1)人群特征

少年儿童时期接受能力比较强,是形成各种行为模式的时期,是健康干预的最佳时期,其中枢神经系统的可塑性强,容易形成稳固的健康意识和健康行为习惯,而且这个阶段的健康素养可以延续到成年期,并对成年期的健康行为具有重要影响。同时,这个群体在家庭关系中能够起到桥梁和纽带的作用,在接受健康教育所获得的健康知识与技能后,能最大限度地向家庭和社会辐射,帮助其家庭及社区其他成员获得健康知识、养成健康行为习惯。因此,在少年儿童时期施以良好的健康指导和培育,提高他们对健康的认识,形成良好的卫生习惯和健康的生活方式,能有效地促进少年儿童身心的健康发展,既有利于他们在学校期间健康成长,精力充沛地投入学习,也有利于为新一代公民的身心健康打下牢固的基础。在既往的健康教育与健康促进工作中,"小手牵大手"的传播模式收到了良好的效果,例如在控烟活动中,由中小学生担任控烟志愿者开展宣传、倡导、劝阻等,有效推进了无烟家庭、无烟社区建设,因此针对学生群体开展健康教育能够有较好效果。

学校是少年儿童群体聚集的主要场所,而少年儿童群体具有年龄小、人群聚集、密切接触的特殊性,该群体也是各类突发公共卫生事件的弱势群体。同时,在突发公共卫生事件的背景下,对儿童学生人群的科普内容除了基本要求以外,还要关注与成长方面相关的内容。

"停课不停学",居家学习要注意这几点

健康上海12320 2020-02-27

点击上方蓝色字样,关注"健康上海12320"

在疫情防控的非常时期,全市中小学生将要开展在线教育,做到"停课不停学,成长不停步"。居家在线学习,如何保护视力?如何保证学习质量?相信父母们肯定很焦虑,有一大串的问号!今天我们一起来看看居家学习过程中孩子们需要注意哦。

"健康上海12320"微信推送学生防护疫情科普文章

(2)健康科普内容

新冠肺炎疫情一、二级响应时期,上海市所有中小学均开展在线教育。针对这种情况,健康科普要添加关于居家学习、居家健康特别是保护视力等方面的科普内容。2020年2月27日发布了主题为《"停课不停学",居家学习要注意这几点》的微信推文,向中小学生科普疫情防护相关的健康知识。

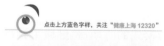

@乘风破浪的高考生:健康不翻车,考出满堂红!

健康上海12320 2020-07-04

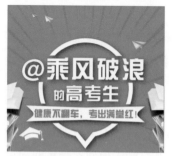

"健康上海 12320"微信推送高考生疫情防控科普文章

再比如,疫情期间,孩子总闷在家里,希望去楼下活动,针对这种情况专门推出《疫情期间,如何保护我们的宝贝》,帮助家长们更好地守护孩子的健康,随后结合居家营养推出《居家膳食的几点建议:为孩子的免疫力"充电"》。到疫情稳定,需要复课时,家长们又担心孩子的在校防护,此时及时推出《"神兽"即将归笼,复课健康指南拿走不谢》。这些健康科普内容使用学生更愿意接受、更能理解的表述和内容,可以让孩子和家长一同阅读,帮助学生和家长掌握防控知识和技能。此外,针对特殊时期的高三学生,还推出了《@乘风破浪的高考生:健康不翻车,考出满堂红》。

③ 孕产妇

（1）人群特征

孕产妇处于特殊生理时期,免疫系统承受自身和外在双重压力,属于免疫脆弱群体,一旦患病,除了影响自身健康以外,还会对胎儿或宝宝造成极大的威胁。在突发公共卫生事件发生后,对孕产妇的健康科普要以孕产妇的生理特征为基础。

新冠肺炎疫情期间,随着感染例数增多,无症状感染者也具有传染性等实时信息会增加孕产妇恐慌,较重的心理负担和消极的心理状态易引起孕产妇胸闷失眠等生理不适。因此,对孕产妇进行健康科普的内容除了关注孕产妇的身体健康以外,还要缓解她们的心理压力,及时辟谣并传播科学信息,鼓励孕产妇客观积极看待事件,缓解焦虑恐惧的负面情绪,避免孕产妇产生心理问题。

（2）健康科普内容

2020 年 2 月 7 日"健康上海 12320"微信公众号发布了主题为《新妈准妈看过来,做好防护不担心》的微信推文,向孕产妇科普疫情防护相关的健康知识。

除了普及"少出门，勤洗手，戴口罩"等常规防护措施外，还添加了"孕期管理、心理调节"等针对性的内容。在《新型冠状病毒肺炎公众防护简明知识读本》中针对孕产妇也专门提出了孕产妇居家注意事项、自我健康监测与管理以及外出防护的内容，有效缓解了孕产妇对于新冠肺炎疫情的焦虑。

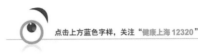

"健康上海 12320"微信推送孕产妇疫情防护科普文章

④ 职场人群

（1）人群特征

职场人群是一个庞大的群体，且年龄跨度大。由于职业的种类不同，健康需求也有所不同，有些职业人群会有特定的职业病科普需求，比如"电脑族"容易患颈椎病，教师容易患咽喉炎等。此外，职场人群因为工作场所、工作环境的不同，面对的健康风险也不相同，比如白领职场人群面临工作节奏快、精神压力大、长期久坐、缺乏锻炼等风险。

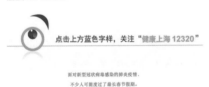

"健康上海 12320"微信推送职场人群疫情防护科普文章

在新冠肺炎疫情期间，不同工作类型人群防护的要点和要求存在区别，例如办公室人群重点关注电梯、就餐、会议等环节，而建筑工地工人可能更应当关注洗手、工后聚餐等环节，因此，就需要有的放矢地开展健康科普。

（2）健康科普内容

办公楼、办公园区、企业等是工作场所人群聚集的场所。在突发公共卫生事件发生后，对于职业人群，科普内容从工作场所、工作内容、通勤出行等出发，通过上海市新型冠状肺炎防控工作新闻发布会，对于"办公楼宇"和"市内通勤"这两个关键环节进行重点科普宣传，有效保障了职业人士的安全复工复产。《新型冠状病毒肺炎公众防护简明知识读本》中针对不同工作场所人员分门别类地提出了防护建议和措施。主题为《开工在即，职场人士如何做好健康防护》的微信推文,向职场人群科普疫情防护相关的健康知识,包含上下班途中、进入办公楼和下班回家后的防护提醒。

❺ 患病人群及其家属

（1）人群特征

患病人群因为本身已患病,身体免疫力较低,前往医院就诊的过程中,由于医院人流密集,如果不注意防护很容易发生交叉感染,因此这部分人群也是突发公共卫生事件中需要重点关注的群体。对于陪同就诊的患者家属,也需要加强个人防护方面的健康科普。除此之外,这部分人群因为疾病缠身,心理承受能力通常较弱,还要关注其心理方面的问题。对于此类人群的健康科普内容可以从就医前、就医中、就医后三个方面扩展。

（2）健康科普内容

患病人群的潜在健康风险比正常人更高,针对这一特点,本市专业机构精准解读医院防控政策,发布相关健康提示,传播两方面核心科学信息:一方面,详细指导慢病患者做好健康自我管理,保持病情稳定,减少不必要的就医;另一方面,提示市民做好各项防护,安全前往医院就诊,以免延误病情。

特殊时期,5个锦囊教你安心就医

健康上海12320　2020-02-28

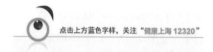

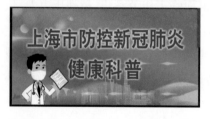

"健康上海 12320"微信推送就医时健康防护科普文章

利用上海市新冠肺炎疫情防控新闻发布会的健康科普环节,在《公众就医健康提示》《慢病患者疫情期间健康提示》等内容中提醒做好防护;2020 年 2 月 7 日发布了题为《特殊时期,5个锦囊教你安心就医》的微信推文,向就医人群科普疫情防护相关的健康知识,包括就医前、就诊中、就医后等不同阶段的注意事项。

二、强调重点场所

进行疫情防控健康科普时,应重点关注各类人群聚集场所,积极开展针对公众和相关场所运营方的疫情防控知识普及,紧密结合日常生活、出行、学习、工作的不同场景特征,在疫情不同时期持续引导全社会做好环境和个人的防护措施。

❶ 医疗机构

(1) 场所特征

医院门急诊每天接待大量患者及其陪同家属,尤其是一线城市大型综合性医院的就诊患者来源更为复杂。挂号、就诊、付费、检查等环节均容易造成人群聚集和密切接触,部分患者会因担心感染而拖延就医,耽误病情。此外,需要就诊的患者大多为有慢性基础疾病者,这类人群是感染新冠病毒后的重症、死亡高风险人群。因此做好公众看病就医的疫情防控科普,引导其在疫情期间正确就医应作为科普的重点内容。

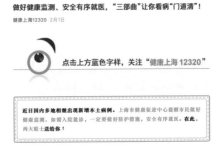

"健康上海12320"微信推送安全就医科普文章

(2) 健康科普内容

国内多地相继出现新增本土病例期间,及时推出安全就医的防疫科普,使公众心里有谱,就医不慌。例如微信推文《做好健康监测、安全有序就医,"三部曲"让你看病"门道清"》中,根据医疗机构场所特征和公众的常规就医流程,分别对"就医前、就诊中、就诊后"所面临的感染风险进行防护提示,引导公众在各环节做好防疫措施,包括合理利用线上医疗资源、提前做准备以简化就医流程、就诊中做好自我防护等内容,控制医院内的交叉感染风险,也避免公众因害怕疫情风险而耽误急症重症的治疗。

❷ 购物场所

(1) 场所特征

疫情发生后,菜场集市成为了公众不想去但又不得不去的地方。部分菜场环境卫生条件较差,空间狭小、空气不流通且人员密集,公众在选购食材时存在近距离交谈和接触生鲜冷链食品的情况。而在国内疫情缓和后,消费需求逐步复苏,公众购物的频率增加,节假日期间更是重新恢复了以往的人头攒动,也造成相关场所防控工作难度加大。不论疫情处于哪个时期，健康科普都应持续倡导该类公共场所承担公共卫生应急防控的社会责任，同时加强巩固公众在购物期间的疫情防控意识和行为。

（2）健康科普内容

当多地发现进口冷链食品及外包装新冠病毒检测呈阳性时，健康科普及时根据疫情相关动态，对于从事销售进口冷链食品的企业进行正确应对和科学处置的科普宣教，在保障相关企业员工安全的同时，加强销售场所和环节的疫情防控。例如推文《怎样让消费者放心购买冷链食品？业界必须掌握"防9条"》中对企业的疫情防控组织保障、员工的健康管理和个人防护落实、环境消毒和销售环节的防控、发现异常情况的及时处置方法等均进行了详细解读。此外，还注重加强公众科学采购生鲜冷链食品的意识和行为，结合场所特点和公众常见的行为习惯，在不同场景下进行有针对性的防疫提醒，例如推文《非常时期，外出购物要注意什么》中提出"买菜时减少翻拣""避免直接接触生鲜食品"等健康防护提示。

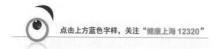

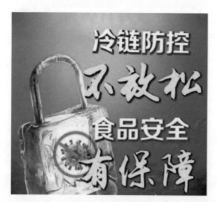

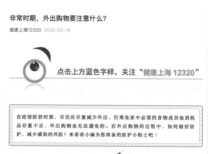

"健康上海12320"微信推送销售、采购生鲜冷链食品等科普文章

③ 学校和托幼机构

（1）场所特征

学校和托幼机构是学生集体学习和共同生活的场所，也是人群密集场所的典型代表之一。低年级学生的免疫功能不够完善，集体学习生活的方式容易增加罹患传染病的机会。因此学校中一旦出现传染病，很可能导致快速传播。我国学校突发公共卫生事件占全部突发事件的比例高达 70%，且 80% 为传染病事件，因此学校和托幼机构的传染病防控是重中之重。加强学校、师生及家长的健康科普，提高各相关责任方的传染病防控理念、知识和技能，对于学校传染病的防控有积极作用。

（2）健康科普内容

在各年级学生开学复课前，对几十名同学共处一室长时间接触的情形，家长和学生都存在一定的焦虑和担忧情绪，在该时间节点适时发布推文《"神兽"即将归笼，复课健康指南拿走不谢》。此时的健康科普一方面从返校前需准备的物品清单着手，让家长通过整理物品平复情绪，转移注意力，同时做好防疫物品准备，做到心中有数、有备无患；另一方面从学生自身的角度出发，加强在学校期间的个人

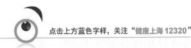

"健康上海 12320"微信推送升学复课科普文章

防护意识，结合学生的学习记忆特点，将相关内容整理成朗朗上口的"八句口诀"，加深受众记忆，巩固落实个人防护行为。

④ 公共交通工具

（1）场所特征

公共交通工具客流量大、空间密闭狭小、人员情况复杂，同样是本次疫情防控的重点。复工复产后，尽管不少企事业单位实行了错峰上班制度，但公众对于乘坐交通工具仍心存担忧，不乏有戴双层口罩等过度防护和错误防护的情况发生。当疫情形势向好，旅游业逐步复苏，跨省流动增大，疫情防控同样面临挑战，

特殊时期，乘坐交通工具的正确"姿势"，你做到了吗？

健康上海12320 2020-02-19

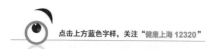

点击上方蓝色字样，关注"健康上海12320"

每天上重要。
无论选择哪一种出行方式，
地铁、公交、出租车还是私家车，
都有其各自相应的防护措施。
特殊时期，
乘坐交通工具有哪些正确"姿势"？
请收下这份健康提示，
让上下班路上多一份安心。

2月19日，"健康上海12320"微信推送乘坐交通工具时防疫科普文章

而公众在出行时却往往容易产生松懈麻痹和侥幸心理。这要求科普工作者在疫情防控的不同阶段及时引导和提醒公众科学规范乘坐公共交通工具。

（2）健康科普内容

公共交通工具在客流量增加、人员聚集的情况下存在一定的疫情传播风险，应及时迅速推出乘坐公共交通工具的防疫指南，加强公众的个人防护意识和社会责任感。如推文《特殊时期，乘坐交通工具的正确"姿势"，你做到了吗》中，根据不同公共交通工具的特点，分类制定个性化防疫科普内容，除乘坐飞机和火车的防疫科普外，在日常通勤中还可将目标受众细分为"公交地铁族""出租车网约车族""共享单车族"，使选择不同公共交通工具代步的公众能对号入座、一目了然地找到各自相应的防护措施。

❺ 居家场所

（1）场所特征

疫情期间，公众长时间居家，因此居家隔离期间的清洁消毒、外出回家后和快递包裹的正确处置一度成为网络舆情热点，随之而来的是各种消毒产品频繁售罄。值得注意的是，消毒产品需要科学使用才能使其发挥功效，而现实中不少公众存在过度消毒和错误消毒的行为。鉴于消毒产品的不当使用可能会造成健康和安全危害，亟待在健康科普中加强相关知识和技能的普及，引导民众在居家场所进行科学清洁和正确消毒。

（2）健康科普内容

大年初一，号召市民宅在家过年，发布科普推文《"宅"系春节的健康打开方式：多通风、勤洗手、合理吃、科学动》；随着疫情发展，为了鼓励市民少出门，"宅着也是贡献"，推出《"宅"在家里做点啥？收好这份科学防"疫"指南》。2020年春节假期尾声，各地即将迎来返程高峰，此时的疫情防控处于关键阶段，根据各地防疫需求，部分返程人员需要居家隔离14天，因此推出《返沪人员居家隔离

14天,有哪些注意事项》,与此同时,如何做好清洁消毒,保护家庭成员的安全,成了公众关注的重点,适时发布推文《"宅"也有讲究!来看居家健康生活的"正确打开方式"》和《"宅"在家里做点啥?收好这份科学防"疫"指南》,根据卫生重点区域如厨房、卫生间、卧室的特点,结合空气、物体表面、餐具、衣物床品等清洁消毒要求,加强实用技能的普及,包括各类物品对应的清洁消毒方式、消毒产品的正确选择、使用剂量和停留时间及注意事项等,指导公众进行科学的居家清洁与消毒。此外,及时关注网络舆情,结合部分公众过度消毒的现状,创作一些能够口口相传的金句,例如在推文《过度消毒也是毒!居家要做到3个"不"》中提出"消毒水不是花露水,过度消毒也是毒"等科学消毒的倡议。

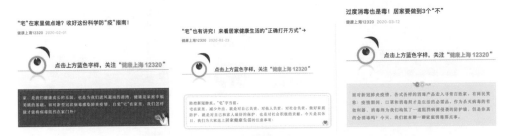

"健康上海12320"微信推送居家防疫科普文章

❻ 办公楼宇

(1)场所特征

复工复产后,许多职场人士又开始了朝九晚五的生活。办公楼宇人员相对密集,公共空间如电梯、会议室等使用频次较多,且由于工作等原因人员交流相对频繁,如何做好防护成为职场人群关注的重点,例如如何开会、乘电梯、消毒、用餐等。

(2)健康科普内容

针对职场内可能出现的各类场景进行设计,通过《日常防护、通勤办公、求医问药……50个健康科普问答送给你》对职场

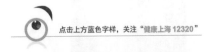

"健康上海12320"微信推送职场防疫科普文章

人群关注的重点内容进行问答,随后利用新闻发布会健康科普发布环节发布《办公楼宇防护健康提示》,还制作了图解,对《办公场所和公共场所防控方案》进行解读。

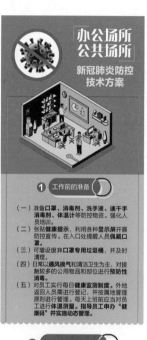

① 工作前的准备

（一）准备口罩、消毒剂、洗手液、速干手消毒剂、体温计等防控物资。强化人员培训。

（二）张贴健康提示,利用各种显示屏开展防控宣传。在入口处提醒人员佩戴口罩。

（三）可增设废弃口罩专用垃圾桶,并及时清理。

（四）日常以通风换气和清洁卫生为主,对接触较多的公用物品和部位进行预防性消毒。

（五）对员工实行每日健康监测制度。外地返回人员需进行登记,并按属地管理原则进行管理。每天上班前应当对员工进行体温测量。指导员工申办"健康码"并实施动态管理。

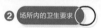

② 场所内的卫生要求

（一）通风换气

●优先采用开窗自然通风。可开启排风扇等抽气装置以增强室内空气流动。

●使用集中空调通风系统时,应关闭回风,使用全新风运行。

●应当保证厢式电梯的排气扇、地下车库通风系统运转正常。

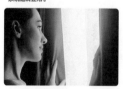

（二）空调运行

●采用全新风方式运行并关闭加湿功能,确保新风直接取自室外,进风口清洁,出风口通畅。

●定期对空调进风口、出风口消毒采用有效氯500mg/L的消毒液擦拭;加强对风机盘管的凝结水盘、冷却水的清洁清毒;空调通风系统的清洁消毒按照《公共场所集中空调通风系统清洗消毒规范》进行。

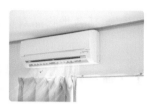

（三）垃圾收集处理

●分类收集,及时清运。

●垃圾筒、垃圾点墙壁、地面保持清洁,定期用有效氯500mg/L的含氯消毒剂喷洒消毒。

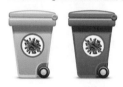

（四）自动扶梯、厢式电梯

●尽量避免乘坐厢式电梯,乘坐时应当佩戴口罩。

●厢式电梯的地面、侧壁每日消毒2次。

●电梯按钮、自动扶梯扶手等经常接触部位每日消毒不少于3次。

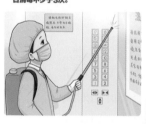

（五）地下车库

●停车取卡按键等人员经常接触部位每日消毒不少于3次。

（六）会议室、办公室、多功能厅

●每日通风3次,每次20～30分钟。

●工作人员应当佩戴口罩,交谈时保持1米以上距离。

●减少开会频次和会议时长,建议采用网络视频会议等。

（七）餐厅餐饮场所（区域）、食堂和茶水间

●保持空气流通,以清洁为主,预防性消毒为辅。

●鼓励打包和外卖。

●餐厅每日消毒1次。

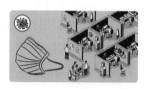

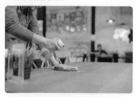

（八）卫生间

●加强空气流通。确保洗手盆、地漏等水封隔离效果。

●随时保持卫生清洁。

●用有效氯500mg/L的含氯消毒剂对公共台面、洗手池、门把手和卫生洁具等物体表面进行擦拭,30分钟后用清水擦拭干净。

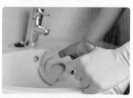

③ 疫情应对

1、设置应急区域,当出现疑似症状人员时、及时对该区域进行暂时隔离,再按照相关规定处理。

2、员工注意自身健康状况监测,按照"早发现、早报告、早隔离、早治疗"的原则做好自我管理。

3、当员工出现发热、乏力、干咳等可疑症状时,要及时到就近就医,并在专业人员指导下进行消毒处理。

办公场所、公共场所新冠肺炎防控技术方案图解

　　健康科普的最终目的是要在公众身上产生积极的影响,使公众接受健康知识、树立健康观念、提高健康意识,转化为健康行为。因此,只有分析和了解受众的需要,才能形成有的放矢的健康科普作品,真正为市民的健康服务。

（撰稿人：魏晓敏、刘惠琳、方　越、袁　程）

第四章

整合资源　凸显健康科普跨度

第一节　突发公共卫生事件中的社会动员

一、社会动员的概念和运行机制

1 社会动员的概念及内涵

社会动员这一概念最早是由美国学者卡尔·多伊奇于 1961 年在《社会动员与政治发展》中提出的,指"社会的、经济的和心理的旧的束缚的瓦解以及人们渐渐适用于新方式的社会化和行为的过程",他认为社会动员是推动人们生活方式现代化的重要方式,是某一社会形态中社会成员发生全面变化的过程,亦是人们获得新的社会化模式和行为模式的过程。事实上,这一观点从广义上将社会动员视为现代化的过程,阐明了社会动员与整体社会结构变迁的一般逻辑关系,但并未突出个体成员参与社会变迁的自主性和独特作用。另一种是狭义的"社会动员",具有较强的工具性,有代表性的一种定义是"指某些国家、政党或社会团体以各种方式影响和改变社会成员的态度、价值观和期望,形成一定的思想共识,引导、发动和组织社会成员积极参与社会实践,以达到一定的社会目标的活动"。无论是广义还是狭义的社会动员,都与整个社会制度的发展和社会结构的变化密切相关,社会动员在社会结构转型和社会治理中发挥着至关重要的作用。

② 社会动员的机制

社会动员被认为是实现国家治理现代化的重要途径,在突发公共事件应急管理中,要调动社会力量,形成联防联控、群防群治、有序参与的组织网。突发公共事件应急管理中的社会动员包括法律系统、组织系统、资金保障系统和公共支持系统四个子系统。因为突发公共事件的应急只有通过社会各界的有效合作,才能在最短的时间内得到处理,危机造成的损失才会降到最低。从本质上讲,社会动员是全社会的合作问题。

一个完整的社会动员包括动员主体、动员客体、动员目标、动员手段、动员过程(有形资源、无形资源和动员方式)及动员结果等,是在政府的指导下,有目的地促进客体形成认同,共同参与到主体期望的某项活动中。

根据动员主体的不同,社会动员可分为以政府为主导的社会动员和以社会组织或民众为主导的社会动员。政府主导的社会动员,即行政动员和政治动员,是政府通过行政命令和政策引导,为实现行政目标而进行的一种社会动员。社会组织或民众主导的社会动员,是指社会组织或民众在广泛的社会共识基础上,以公共服务为动力,以资源聚集、权力整合为目的,自发组织和参与的社会动员,一般可以采取网络动员、资源动员、社区动员等方式。

二、卫生健康领域中的社会动员

卫生健康领域倡导的社会动员是一种广泛激发各种社会力量参与,形成互相联系、互相补充的努力,以有效推进变革,实现既定目标的运动。作为一种有计划地促进变化和发展的综合性策略,社会动员由于能激发决策者、领导层支持健康促进规划的意愿,有促成众多社会部门和力量的有效合作、激发健康需求、调动社区和公众的主动参与等重要作用,顺应了健康促进的客观需求,与健康促进的宗旨相吻合,近年来在健康促进领域得到越来越广泛的重视。社会动员在健康促进中的应用,可以追溯到1959年在全国轰轰烈烈开展的爱国卫生运动,动员广大人民群众积极参与到"除四害、清洁家园"的活动中。后来在国家卫生城市评比、健康城市创建、慢性病示范区创建以及公共卫生事件,都很好地应用了社会动员,把广大人民群众动员起来,积极参与,达到共同的行动目标。

社会动员大多处于非危机的日常状态,而在突发的公共事件中,社会动员往往表现为从国家这一层面开始的紧急动员。与常规状态不同,公共事件,尤其是突发公共卫生事件具有较强的爆发性和不确定性,这很容易导致常规状态下的社会运行短期内面临巨大的压力和严峻的考验。突发公共卫生事件尤其是传染病类疫情容易造成公共秩序的紊乱和各类资源的稀缺,同时更可能危害公众的生理健康和引发群众的心理危机。在这种情况下,紧急的社会动员可以迅速凝聚常规状态下难以维持的资源控制和调集能力,为资源合理配置提供前提和保障。要迅速动员各级政府、各相关部门投入突发公共卫生事件应急处置,各司其职,形成合力(即联防联控),同时也要充分调动社会组织、基层组织、民间团体、社会公众的力量参与到事件处置中(即群防群控)。危机中的社会动员有助于越过较为复杂的制度程序,例如通过新闻媒体和大众传媒进行广泛密集的宣传和科普,有效地调动社会各界和广大人民群众积极参与、群策群力,从而提高政策执行效率,更好地控制和解决突发事件。

在突发公共卫生事件中,需要及时面向公众开展疾病与健康相关知识的科学普及与传播活动,从而提升公众应对突发公共卫生事件的处置能力、心理素质和应急素养,最大限度减少突发公共卫生事件对人民生命健康和经济、社会的冲击。

三、社会动员在健康科普中的作用

① 有效运用社会动员,开展日常健康科普

在日常健康科普工作中,运用社会动员可以有效调动社会力量,进一步提高健康科普的影响力。2016 年上海为配合修订《上海市公共场所控制吸烟条例》(以下简称《条例》),营造全市开展控烟和社会共治的良好氛围,在线上和线下同步互动开展了"一千个无烟上海的理由"系列主题宣传活动,就是运用社会动员开展健康科普的经典案例。

线上活动方面,由上海市卫生健康委员会官方微博"健康上海 12320"联合上海市控制吸烟协会官方微博"上海控烟"发起主题为"一千个无烟上海的理由"的微博话题,总共发布相关微博共计 500 余条,阅读量 1363.4 万人次,话题期间

就公共场所吸烟、家庭二手烟等控烟热点问题进行策划和宣传，邀请世界卫生组织、中国控制吸烟协会等官方和专业机构，科研院校、专家学者、知名公众人物及广大网友和市民积极参与和互动，共参与讨论 1.1 万人次，话题粉丝数154 人。

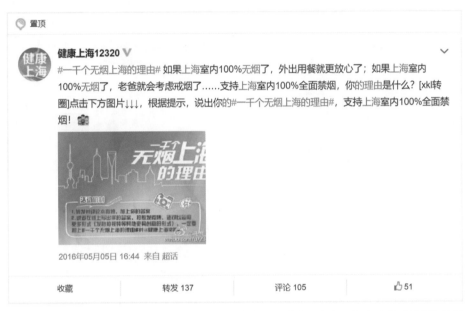

2016 年，健康上海 12320 和上海控烟官方微博发起主题为"一千个无烟上海的理由"的微博话题，吸引公众参与讨论并支持上海控烟条例修订

自 2016 年 3 月份起在全市范围内通过官方微博、广播电台等线上线下媒体平台，针对各行各业及职业群体开展了"一千个无烟上海的理由"征集活动，得到了广大市民的积极参与互动。黄豆豆、王励勤等沪上知名公众人物和三甲医院院长、学校校长纷纷给出了自己支持无烟上海的理由，各行

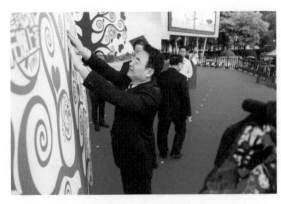

沪上知名公众人物担任上海市控烟形象大使，活动现场发起倡议

各业的近 500 名嘉宾和市民(包括政府机关公务员、医生、教师、青少年学生和即将踏入婚姻殿堂的新人等)一起为"无烟上海"代言和助力。该活动也获得国内、外众多组织机构的关注和支持。

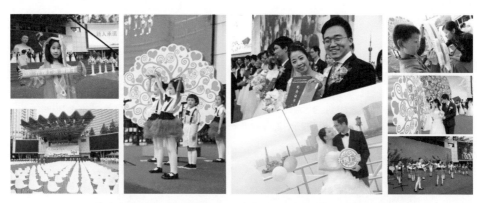

社会各年龄段、各界人士踊跃参与"无烟上海"社会动员活动

通过近半年时间的线上、线下主题宣传活动,各示范群体和公众人物积极倡导、媒体宣传、公众参与,形成了良好的全社会控烟氛围和环境。据《2016 年度上海市公共场所控烟状况》白皮书数据,公众支持室内全面禁烟的比例超过95%,这些都为《条例》的修订和实现室内全面禁烟奠定了基础。2017 年 3 月 1 日《条例》修正案正式生效实施。当年,世界卫生组织授予上海市人民政府世界无烟日奖。

❷ 在既往突发公共卫生事件中,社会动员提高健康科普的传播力和影响力

在上海既往应对突发公共卫生事件中,运用社会动员开展健康科普是一个重要的手段。

21 世纪以来,全球各种突发公共卫生事件,如 SARS 的暴发流行、已被控制的结核病、血吸虫病的卷土重来、禽流感、食物中毒、职业中毒以及炭疽生物恐怖事件、东京地铁的"沙林"生化恐怖事件、三鹿奶粉事件、汶川特大地震、甲型 H1N1 流感等,成为世界瞩目的重大国家公共安全问题。同时健康科普的社会参与意识日益加强,越来越多的社会机构投入健康科普,健康教育能力也获得了前所未有的发展。上海积极探索促进社会健康环境建立和人群健康行为形成的最佳途径，创造出有上海特点的健康科普方法。

2003年的SARS疫情防控中，上海积极运用社会动员开展健康科普。为尽可能地将SARS预防知识宣传到每一个市民，杜绝宣传空白，原上海市健康教育所策划设计并赶印了各类图文并茂、通俗易懂且为市民乐于接受的"非典"预防知识科普宣传折页和手册共计2000多万份，通过市、区县、街道乡镇、村居委等社会组织的力量，以最快的时间派发到基层居民手中；并根据公共场所的特点，设计印制了多种宣传画和拍摄制作了预防"非典"的消毒知识VCD专题片，通过上海市公共卫生工作联席会议各相关成员单位，下发到各大医院、社区和商场、厂矿企事业单位的公共场所张贴、播放。既有针对性、又有特色的"非典"预防知识宣传品受到市民的好评和欢迎。

上海还调动专家和编辑力量，定期向《解放日报》《文汇报》《新民晚报》等主要媒体和上海卫生信息网提供由医学专家小组撰写的防治非典科普文章近百篇；与《新民晚报》《上海大众卫生报》联合推出6期通俗易懂的防治"非典"知识24个专版；与广电部门协商，以最快时间在广播、电视上推出了防范非典的公益宣传片两部，并针对市民普遍关心的"非典"热门话题先后3次与上海电视台纪实频道合作推出《非典其病》《远离非典》《非典防线》专题节目；与上海电视台名牌栏目"新闻坊"合作在2003年4月23日到5月29日推出专家访谈特别专题，共计45次；与"东方网"合作，开展"全国预防呼吸道疾病和肝病知识竞赛"，邀请上海传染病首席专家现场作答，全国活动人数超过2万；组织上海100名老领导、老干部发起"摒弃陋习，从我做起"的倡议，倡议书原件作为非典文物由上海历史博物馆收藏；与上海科学技术出版社、三联书店合作出版了《非典最新预防手册》《非典防范特别提醒》，受到广大市民的欢迎；并与上海市精神文明办公室等合作，克服困难、加班加点，仅四天就编印了《防范非典市民手册》。

为及时向广大市民传授最新的非典知识，解答市民的疑难问题，原上海市健康教育所于2003年4月3日开通了上海市防治非典健康热线，来自医学院校、医院的志愿者积极参与接听来电。健康热线的开通受到群众的热烈欢迎，电话数量日日攀升，话机不断扩容，到2003年5月1日，电话机数量扩容达到50部，其中20部人工接听电话，30部语音信箱电话。来电数量日最高接通数达12000人次，每小时最高呼叫率达6000余人次。健康热线的接听量在2003年4月份，短短一个月时间就突破 10 万人次。2006 年,在防治非典健康热线的基础上,上海市卫生热线(12320)正式开通,上海成为我国首批开通卫生热线的城市之一。

第 ② 节　坚持联防联控,强化群防群控

一、坚持联防联控,携手铸就防疫铜墙铁壁

在国家卫生健康委员会公布武汉不明原因肺炎疫情后,根据市委、市政府要求,上海市卫生健康部门迅速响应,2020 年 1 月 19 日成立专项工作组和专家组,及时制定各项应急措施和工作方案。1 月 21 日,组织落实专业流行病调查梯队、医疗救治团队,加强药械和检测试剂储备等应急保障,制定《上海市应对新型冠状病毒感染的肺炎疫情综合防控工作方案》。同时,加强发热门诊、预检分诊等重点场所管理,加强集贸市场等本市重点场所和人群聚集场所的环境整治。

2020 年 1 月 24 日上海启动重大突发公共卫生事件一级响应机制,全市各地区、各部门严格按照市委、市政府要求,以对人民高度负责的态度,采取最严举措,细化落实各项联防联控措施。同时根据国务院对新冠肺炎疫情联防联控的要求,由市委、市政府牵头成立上海市新型冠状病毒肺炎疫情防控领导小组,下设办公室、综合协调组、医疗救治组、疾病控制组、新闻宣传组、专家组、交通口岸组、环境整治组、地区组、纪检监察组、监督检查组、档案组等多个工作组,积极协调市级各相关部门、各区及各市级议事协调机构,组织、联合多方资源、力量,坚决遏制疫情扩散,切实保障市民健康和城市公共安全,共同为新冠肺炎疫情防控工作铸就铜墙铁壁。其中,环境整治组由市住房和城乡建设管理委员会牵头,市生态环境局、市绿化市容局、市城市管理执法局、市房管局和市卫生健康委员会共同参与,协调开展城乡环境卫生整治工作,减少疫情通过外环境进行传播的可能。

疫情期间,市卫生健康委员会、市爱国卫生运动委员会办公室、市健康促进中心等多个部门,收集汇总新冠肺炎疫情防控的专业知识,组织专业力量制作了"上海市新冠肺炎防控科普宣传工具包"。工具包中包含视频、长图、折页、海报、短信、电子读本等多种形式的科普材料,并针对疫情发展和防控重点不断更新内

容。为扩大工具包的使用人群，扩大其传播范围和影响力，充分利用环境整治组协作平台，协调市文明办、市科协、团市委、市机管局、市住房和城乡建设管理委员会、市交通委员会、市城管局、市市容绿化局、市安监局等多个单位，以及全市16个区健促办、区卫生健康委员会和外省市兄弟单位与疾控中心等200余家单位开放下载。

为加强疫情防控效果，依托联防联控机制，环境整治组协调多个部门，聚焦七类场所（居民小区、建筑工地、商务楼宇、绿地公园、环卫设施、农/集贸市场、沿街门店等），集中开展科普知识宣传、环境卫生清洁、春季突击灭鼠、蚊虫孳生环境控制、查缺补漏等五大行动，查找重点场所的防疫死角，改善城乡环境卫生质量，从源头清除和控制病媒生物孳生，为抗疫做基础。同时，合力推进科普宣传深入交通口岸、办公楼宇、农贸市场、建筑工地、沿街商户等，覆盖全市16个区、215个街镇、6077个村居。通过地铁、公交、楼宇等6万余块东方明珠移动电视屏、6000余处户外电子屏、近万部居民区智能电梯屏、1万余辆出租车后车窗广告、近10万处社区灯箱广告和宣传栏，全方位开展健康科普宣传。此外，环境整治组积极协调电信运营商，向2400万市民推送健康科普短信，取得积极成效。

二、强化群防群控，扎实做好基层疫情科普

坚持优化社区健康科普，筑牢社区防控安全屏障。将健康科普防控力量下沉，充分发挥爱国卫生运动的组织发动优势，协调爱国卫生运动委员会成员单位，通过全市教育、住房城乡建设管理、交通、绿化市容、生态环境等部门工作网络，推进健康科普进学校、进社区、进家庭，切实提高科普宣传覆盖面。

街道、乡镇以及居民委员会、村民委员会组织力量，团结协作，按照市、区人民政府及其有关部门的统一部署，发挥群防群控力量，向居民、村民宣传新冠肺炎防控的相关知识。

社区在第一时间制定相关工作口径、操作办法，明确范围、明确责任、明确要求。通过线上、线下相结合的方式进行详细排查，强化企业复工后的防控检查，针对薄弱环节，现场指导、立行立改、限期整改；物业公司与镇、园区紧密配合，建立24小时报告制度，坚决封闭部分出入口，建立"哨卡"，严格防控管理，公共空间、电梯间等重点区域多次消毒，定时进行通风，张贴宣传倡议书等宣传资料，营

造防控工作良好氛围,倡导企业通过开展网上办公、电话办公、延长假期等方式减少人员集聚;企业在落实单位主体责任的同时,通过各种方式助力防疫工作,做好单位内部环境清洁、通风和预防性消毒,加强对员工的健康宣教和健康提示,做好员工信息登记工作,督促员工加强自我防护,营造群防群控抗击疫情氛围,严格落实复工后的疫情防控措施。

上海市卫生热线(12320)密切关注群众咨询热点。整理社会热点难点问题,防控期间每日报送疫情防控指挥部,集中反映市民的所思所想和利益诉求;加大收集力度,及时研究分析,为行政部门解决社会热点难点问题提供决策依据;紧扣当前群众咨询热点,及时推进相应内容的健康科普,回应群众关切。

疫情转入常态化防控后,继续推出疫情防控相关健康科普。为巩固和延续疫情防控科普宣传效应和成果,促使"防疫法宝"转化为市民的健康行为和习惯,凝练社会共识,上海制定并出台《上海市民健康公约》,广大市民积极跟帖响应和支持。

在新冠肺炎疫情防控中,上海联防联控、群防群控,并提出强化属地和部门责任,完善社会力量参与机制,把区域、部门、社区、单位与行业治理有机结合,构建多方参与、协同配合的公共卫生治理架构。

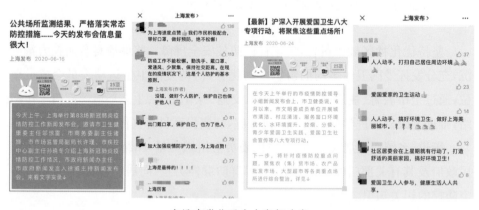

市民在微信平台上积极响应

（撰稿人：杨建军、陈　德、陈润洁、乐　曲、续　琨、龚正阳）

第五章

立体传播　拓展健康科普广度

第一节　突发公共卫生事件中健康传播策略运用

一、突发公共卫生事件中的传播效力

健康传播是连接医疗、健康专业领域和公众健康问题的桥梁，在突发公共卫生事件中，桥梁的作用更加凸显。在传播活动的各种类型中，人际传播和大众传播的效力在此类事件中更为突出。

人际传播主要是指人与人之间面对面的信息沟通和情感交流活动。人际传播的主要特点之一是传播和接收的信息渠道多，简便易行，在公开、正规信息源不足的情况下，易出现"流言"或"谣言"。

大众传播是指专业化的媒介组织运用一定的传播技术和手段，以社会大众为主要传播对象而进行的大规模讯息生产和传播活动。

在突发公共卫生事件出现后，公众对信息的需求迫切，专业机构必须运用有效的传播策略，立足现实，及时应变，不断调整策略及手段，有效传递公众需要的健康科普信息，拓展健康科普广度。

二、全媒体时代的健康传播

科学严谨、准确可靠、真实有效的健康传播对于稳定公众情绪、采取有效防

控措施具有重要作用。在全媒体时代,健康传播呈现出形式多元化、传播渠道互动化的特点,传播主体与受众之间的互动大为增强,信息共享互助的效率明显提高,体现了高效化的传播效果。全媒体时代的健康传播不断向场景化、便捷化转变,做到随处可得、触手可及,也将在突发公共卫生事件的健康传播中得到充分的应用和体现。利用传统媒体与新媒体的融合,充分发挥二次传播的效力,多载体全方位营造健康科普氛围,是实现立体传播,拓展健康科普广度的手段;在健康传播过程中,体现人文关怀、加强健康科普的"温度",也是夯实健康传播的群众基础、扩大传播覆盖面的策略。

① 加强媒体融合

全媒体时代除了传统媒体在突发公共卫生事件的健康传播中扮演着重要的角色,新媒体也是健康传播的重要渠道,有着得天独厚的优势。将传统媒体,如报纸、广播、电视宣传片等,与新媒体平台,如抖音、微信等各类平台打通,进行有效的联动与聚合,实现资源整合,形成流动性的传播和立体的传播矩阵,最终聚焦于突发公共卫生事件中公众关注的健康热点,产生同频共振的效果,体现多元性、融合性、互动性的特色,对拓展健康科普的广度,提高公众对突发公共卫生事件的认知具有推进作用和现实意义。

② 注重二次传播

"二次传播"是相对于"首次传播"出现的一个传播学概念。在全媒体时代,具有影响力的事件发生之后,不仅会被二次传播,还会被三次、四次甚至更多次传播转载,传播次数越多,后续影响也越大,因此,在突发公共卫生事件中利用全媒体(传统媒体、新媒体)进行二次传播,不断扩大转发范围,对于拓展传播覆盖面,引导市民正确认知突发公共卫生事件,及时辟谣,无疑十分必要。

③ 开发更多载体

由于健康科普传播的受众面广,不同人群对公共卫生事件的感知程度各有差异,生活起居习惯不一,活动场所也不尽相同,因此专业机构有必要开发更多传播载体,在不同时段、不同区域将科普知识散发出去,扩大传播范围,让不同年龄、不同职业、不同文化水平的受众能够随时随地接收相关健康科普知识,从而达到预期的传播效果。

④ 体现人文关怀

人文关怀是对人的生存状况的关怀,追求"以人为本"的价值取向。应对突发公共卫生事件,我们不仅需要科学严谨的技术支撑,更需要人文精神的呵护。无论是谁,在此类事件中,都应该得到关怀。在健康传播过程中,如果没有体现人文关怀,而只是将冰冷的医学知识向大众进行单向灌输,就很难获得受众的认可,也不利于二次传播。因此,有效的传播应当在保证科普信息专业、权威的基础上,体现对受众的心理支持和人文关怀,满足他们对人性化的诉求,使他们乐意关注、转发,进一步拓宽传播面,达到理想的传播效果。

在突发公共卫生事件中,掌握正确的传播策略,对于实现健康科普知识的高效传播将起到关键作用,以下结合新冠肺炎疫情防控中的健康传播实践,进行具体论述。

第二节 新冠肺炎疫情防控中的健康传播实践

新冠肺炎疫情防控期间,通过各类媒体广泛宣传,丰富宣传内容、创新宣传形式,整合优势资源、拓展宣传平台、推进部门合作、引领社会联动,充分融合传统媒体与新媒体,全媒体、全方位做好疫情防控健康科普宣传,以"长战线、宽视野、高站位"的立体传播,不断扩大覆盖人群与宣传效应。

一、全媒体的充分融合

健康科普内容通过电视、电台、报纸、微信、微博、抖音、阿基米德平台等媒体平台,单篇浏览量"10万十"成为常态,累计浏览量超过十亿人次。通过充分融合,实现"1+1>2",为上海完善健康科普工作机制、构建公共卫生联防联控机制探索更多经验。

| 案例：《"疫"起过日子》

2020年2月初,上海市健康促进中心从大健康的角度,关注市民的身心健康,针对因疫情突发性和不确定性产生的心理问题、宅家久了产生的"吃动平衡"问题,联合上海新闻广播,发动专业人员,从家庭角度出发,围绕市民关心的心理健康、合理膳食、适当运动等问题,第一时间创作《"疫"起过日子》主题系列宣传,相继开发了相关的短音频、微视频、卡通动漫,深挖疫情之下身体和心理亚健康问题,不仅展现了健康促进的广度,更体现了大健康专题的深度。

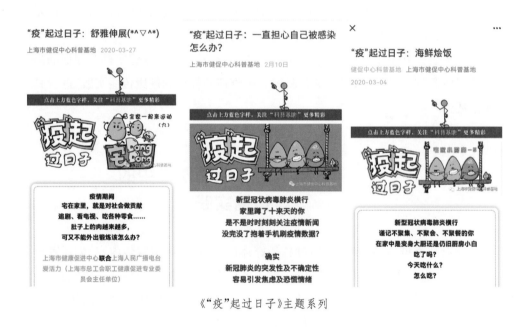

《"疫"起过日子》主题系列

《"疫"起过日子》三个系列共31期,心理篇《"疫"问支三招》从疫情初期的"一直担心自己被感染怎么办"、宅久了"和家人冲突变频繁怎么办"到"父母复工了,家里娃的网课谁来管",步步踏准市民疫情期间的关注点,简明有效,在疫情早期即引入心理疗愈部分,帮助安抚民众情绪;膳食篇《宅家小厨房》通过每天教一个快手小菜,让谨记不聚集、不聚会、不聚餐的观众从厨房小白变身大厨;运动篇《宅动动》更是引入"全家一起来玩"的理念,让运动不单是动起来,更是全家通过游戏增进感情,提升信任度和粘合力的最好途径。

《"疫"起过日子》采取全媒体推广的方式。在广播电台,心理篇《"疫"问支三招》短音频通过 FM93.4/AM990 播出；在报纸上，《上海大众卫生报》连续刊登《"疫"问支三招》和《宅家小厨房》的卡通漫画，图文并茂；在新媒体端，上海市健康促进中心科普基地和上海新闻广播"过百岁"微信公众号全系列全过程推送。与此同时，上海科技、上海科技节、上海科普、青浦科普、静安科协、嘉定科技、长宁统战等微信公众号纷纷转发，其中 11 期还收入学习强国，并获得 80 万多的播放量。生动有趣的卡通形象、实用有效的生活技巧、寓教于乐的表现形式、全媒体的推广方式，让市民宅家期间关注的健康问题一看就懂、一学就会、一用就行，让健康科普既有趣又有料。

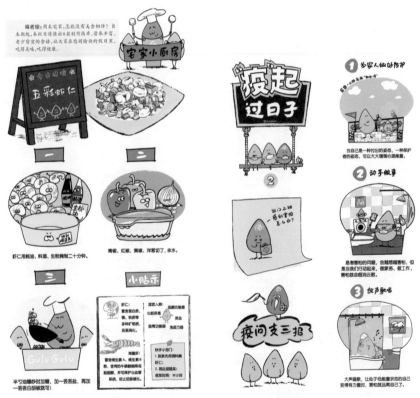

宅家小厨房及"'疫'起过日子"系列漫画

二、传统媒体的二次传播

传统媒体的传播速度虽然没有新媒体那么快，但也是不可或缺的宣传阵地。

依托《上海大众卫生报》、上海广播电台《活过 100 岁》合作开展"抗击疫情特别节目"、上海电视台新闻综合频道《名医话养生》、SMG 娱乐频道《36.7 ℃明星听诊会》等,通过传统媒体的二次传播,让健康科普传播至更广泛的人群与场所。

案例:《上海大众卫生报》防疫专刊

抗击新冠肺炎疫情,健康科普是有力武器,而传统媒体是科普武器中的"排头兵"。2020 年,近 150 万份《上海大众卫生报》(含新冠肺炎防控专刊 2 期 85.5 万份)发放覆盖至全市 16 个区、215 个街镇、6077 个村居,形成全方位、立体化的传统媒体宣传格局。专刊的科普内容,正是上海市健康促进中心制作的一系列健康防护提示发布媒体与市卫生健康委员会官方新媒体后的二次传播。针对不同人群,不同传播渠道,传统媒体也同样发挥着至关重要的作用。

2020 年 2 月 4 日、2 月 25 日、3 月 31 日,《上海大众卫生报》共推出 3 期《防控新冠肺炎专辑》,共计 12 个专版。专版的科普内容均来自官方渠道发布的内容,包括市政府新闻发布会、市卫生健康委员会等发布的知识,通过报纸这一传统媒体,重新排版、整合,有效进行了二次传播。在 2 月 4 日推出的《防控新冠肺炎专辑》中,头版罗列 10 条《防控新型冠状病毒感染的肺炎核心健康知识》,权威且简洁明了解答新冠肺炎核心防护知识;在 2 月 25 日推出的《防控新冠肺炎专

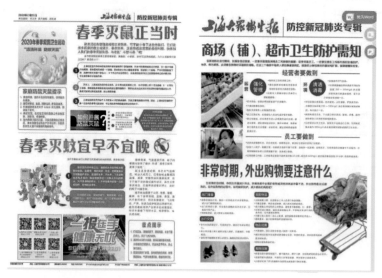

《上海大众卫生报》刊登《非常时期,外出购物要注意什么》

辑》中，围绕不同场合、不同人群开展新冠肺炎防护知识宣教。如《非常时期，外出购物要注意什么》一文普及了外出购物各个流程应该如何减少感染的策略；《疫情期间，如何保护我们的宝贝》一文强调"加强防范意识，守护家庭健康"；《适度消毒，科学防疫》一文科普了在办公场所应该如何正确掌握消毒"尺度"；而3月31日正值爱国卫生月来临之际，《防控新冠肺炎专辑》及时刊登《疫情防控健康科普上海专家共识》，呼吁全民筑牢疫情防控的"铜墙铁壁"。

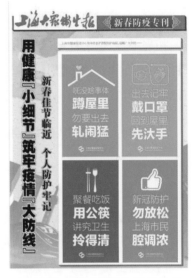

《上海大众卫生报》特别制作的
《新春防疫专刊》

2021年新春，正值冬春季呼吸道疾病流行时期。为进一步做好冬春季疫情防控，让广大市民与全社会各行各业更好掌握个人防护科普知识与技能，欢度健康平安的春节长假，《上海大众卫生报》又特别制作90万份《新春防疫专刊》，自1月28日起向全市发放。

《新春防疫专刊》主要包含冬春季来沪返沪人员8条防控措施、冬春季爱国卫生运动等重点内容。而这些内容同样源于之前以官方渠道发布的重点核心信息，根据报纸版面的特点，选择简明扼要的知识点，进行重点突出的版面设计，实现更有效的二次传播。其中特别关注环卫作业工人、建筑工人、农贸市场从业人员等三类人群，聚焦机场、火车站、长途客运站、地铁等四大交通枢纽窗口，覆盖交通口岸、办公楼宇、农贸市场、建筑工地、沿街商户、居民小区、环卫设施等七类重点场所。

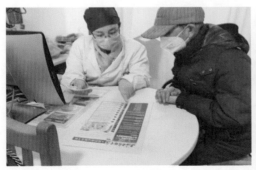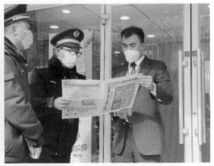

市民群众正在阅读《上海大众卫生报》

众人拾柴火焰高。市爱卫、城管、住建、交通等部门持续合力推进科普宣传深入覆盖全市,将该专刊送至5000余个建筑工地、5000余个物业管理企业、8万余名环卫作业工人、25万余家沿街商户,以及全市所有居村委的楼组长、健康自我管理小组等,让市民群众与各行各业人员随时取阅,及时掌握冬春季防疫知识与技能。

三、更多载体的氛围营造

疫情期间,各行各业都从自身出发,进行防疫宣传,通过跨部门合作、整合资源、拓展平台,携手社会各界积极开展健康科普。除了传统媒体与新媒体平台,健康科普还通过更多载体与渠道,广泛传播至全社会,形成全方位、立体化的防控疫情科普宣传格局。

▎案例:各类"屏幕"构筑科普网络

在疫情防控中,本市汇集各类助力抗击疫情的"屏幕",共同构筑起一张覆盖全社会的健康传播网络。

仅在2020年2月,6万多块分布在地铁、公交、楼宇的东方明珠移动电视屏幕,滚动播出抗疫科普视频,日均覆盖人次超2000万;近1万块新潮传媒智能电梯屏,覆盖上海14个区,累计覆盖超270万的家庭人群,每天曝光量超298万次,上刊41日累计总曝光量超1.5亿次;机场、火车站、商场等6000多块户外电子屏,IPTV和IPTV 4K频道,涵盖本市500万户家庭和多个社区专网;全市1万辆出租车后车窗公益广告投放30万次。

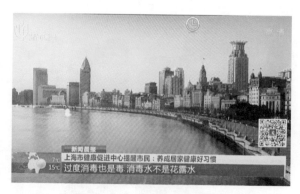

新闻综合《早新闻》播出防疫健康提醒

　　如此绵密细致的科普新媒体网络,将疫情防控相关科普知识及公益宣传内容传播到上海的各个角落,使得更多基层群众受益于相关内容。

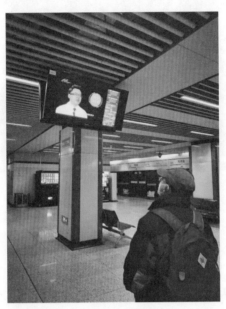

上海市健康促进中心拍摄制作的抗疫科普视频在全市
6万块东方明珠移动电视屏滚动播出

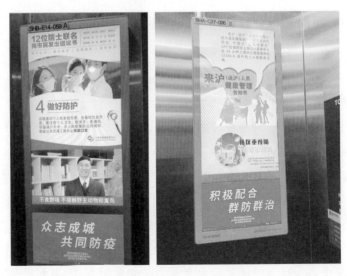

社区电梯屏播放上海市健康促进中心设计的海报"来沪返沪健康告知书"

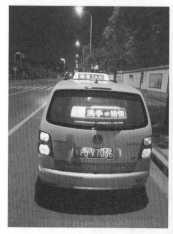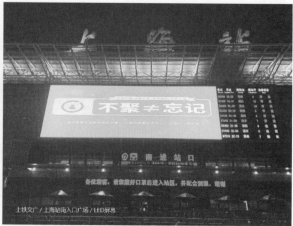

上海市健康促进中心设计的健康科普材料在出租车后屏、全市口岸宣传

四、人文关怀的创意提示

上海疫情防控,从一开始就把健康科普与信息公开、新闻发布同部署、同推进,让市民有更多的知情权、参与权,并且以人为本,换位思考,以人文关怀与创意思路广泛宣传"防疫法宝",为上海市民筑起疫情"防火墙"。

▌案例:新闻发布会首创健康科普环节

2020 年上海市新冠肺炎疫情防控新闻发布会上,首次开设"健康科普"环节,先后邀请 13 位权威专家,共推出 27 期健康提示。其中,上海市健康促进中心参与新闻发布会科普问答,并为新闻发布会提供 17 篇涵盖复工防护、居家健康、市内出行、就医提示、慢病管理等方面的健康提示内容。从科普到辟谣,从图文直播到视频直播,从增设常驻健康科普专家到配手语翻译⋯⋯无论内容广度还是发布形式,都在不断升级。从"战略"到"战术",从"军心"到"民情",千丝万缕,千钧一发。只有主动做好发布,与公众建立信任通道,才能有效稳定民心,防止不实信息带来负面影响,赢得"战场"上的最终胜利。

健康提示在发布之前就进行精心策划,使其既符合防疫需求,又具有民生视角,在几个重要时间节点快速回应大众最为关切的问题,及时填补防疫知识"真空"地带,铲除健康谣言滋生的土壤,最终起到引导舆论、传递信息、沟通医患关系等重要作用。例如,2020 年 2 月中下旬,根据复工复产形势及疫情防控要求, 2 月 21 日的新闻发布会上立即发布有关复工复产的健康提示,提醒大家不松懈、不麻痹、不侥幸,将最新、最实用的复工防护要点传递给急需的企业和员工;对于仍需"宅家"的市民,时隔一天,居家健康提示于次日新闻发布会发布,呼吁大家减少外出,做好家庭防护,养成居家健康好习惯;随后几日,兼顾各人群需求给出健康建议,发布市内出行、办公楼宇防护、室内运动、居家学习等健康提示。随着本市各级医院逐步恢复医疗服务,为契合当时有不同就医需求的市民,及时推出公众就医健康提示;3 月春暖花开,疫情趋向平稳,公园、体育场馆陆续开放,市民有结伴外出、踏青的需求,健康提示再度提醒市民"抗疫还未成功,防疫绝不放松",并介绍在公共场所、人员聚集地的注意事项。

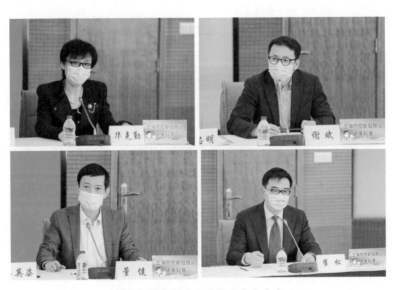

发布会健康科普环节部分参与专家

健康提示每一期都根据公众最关切的热点作为主题,并牢牢依托卫生健康全行业的优质资源,每个领域都集结大牌专家助阵,用最权威的声音传递健康科普信息,为广大市民全方位穿上无形的"防护服"。例如,为加强广大女性同胞的日常保健,减少就医交叉感染的风险,特邀复旦大学附属妇产科医院党委书记华克勤讲解女性健康方面的知识。作为女性健康领域的权威专家,华教授从皮肤健康、饮食营养、心理健康方面给出专业建议,帮助女性解决疫情期间的健康困扰；再如，"宅家"期间吃吃喝喝少不了，不注重口腔护理容易埋下健康隐患，因此特邀上海市口腔病防治院院长刘月华专家发出提醒，呼吁市民莫忽视口腔健康，并送上口腔日常防护的要点；此外，复旦大学附属眼耳鼻喉科医院副院长余洪猛则在健康提示中告诉大家要如何保护耳鼻，守护五官健康，用最专业的科普知识筑起坚固的健康防线。

同时，健康提示针对不同健康领域，并细分人群、场所，根据各自特点传播具体防护步骤及方法，市民群众按图索骥就能找到自己所需要的防护知识。例如，随着市民开春踏青、外出需求的增多，2020 年 3 月 20 日"公共场所个人防护提示"介绍公园、餐厅、商场、体育场馆、理发店等不同公共场所的个人防护具体注意事项；4 月 1 日"户外活动健康提示"则告诉市民户外活动应注意的细节，特别介绍"一老一小"两大重点人群如何进行防护。

健康提示从人文关怀出发，以通俗易懂的语言，轻松简明的风格，后期还配以手语翻译，赢得市民满满信任感，以防疫法宝给予市民健康获得感，广大市民可以从新闻发布会的健康科普环节中得到最关心的信息，健康提示也因此在市民网友中拥有超高人气，起到积极引导、一锤定音的实效，大力鼓舞市民抗击疫情的信心。

（撰稿人：宋琼芳、李圆圆、宋迪文、冷晓琼、冷　嘉、董悦青）

第六章

安抚民心　传递健康科普温度

第（一）节　突发公共卫生事件下的心理管理

一、突发公共卫生事件伴随的心理变化

突发公共卫生事件可伴发自然环境和社会环境的剧烈变化，对人们的生活造成强烈冲击，改变个体和群体的心理状态和行为取向，甚至可引发心理危机。突发公共卫生事件发生后，个体心理一般会经历以下若干阶段的变化。

1 震惊否认

与所有的突发事件一样，突发公共卫生事件也会在公众中引发一轮心理应激反应，经历一系列的心理适应过程。最早出现的通常是震惊，不相信甚至否认事件的真实性，表现为麻木、冷淡或者退缩的状态。通常，震惊与否认持续数小时至数天。

2 信息搜寻

在不得不接受事件的存在时，人们通常会穷尽各种方法，去搜索相关信息以确认自己的处境、规避可能面临的威胁；搜寻受影响亲友的相关线索，以平抑焦虑或失丧之痛。通常，这是谣言传播最快的时期，同时也是健康传播最佳时期，因此要求健康科普必须体现"速度"。

③ 情绪失控

跟事件持续时间一同增长的，是焦虑、忧伤的情绪，那种无助感可能令人窒息，精力无法集中。也有部分人会表现出愤怒，一部分人会认为"不公平""为什么是我""为什么落在我的头上"，甚至部分人会认为，自己的不幸、不便是他人强加的，因而可能会攻击他人。更多人的愤怒则是通过自我攻击来表达的，包括酗酒、滥用成瘾性物质等，结果造成二次伤害。

④ 放弃

如果短期内事件得到控制，生活回归到既往的轨道，则多数的心理障碍都将消失。但如果事件持续，则部分人可能会出现"破罐子破摔"的心理，漠视风险，忽视应对措施与行为准则等，这对于要求统一行动的防控措施将造成挑战。

⑤ 合作

合作是突发公共卫生事件应对中的基本要求，"拧成一股绳"才更容易控制事件，战胜疫情。但是，过度的合作、"成熟"可能是心理障碍的线索，需要得到关注。

⑥ 内疚

出现死亡或者重大财产损失时，归因与担责便会不自觉地启动。儿童或责任感比较强的人，常常会把这些损失归因到自己的头上。儿童可能认为是自己的"不听话"导致长辈们的疾病与伤痛，而一些工作人员则可能认为是自己的努力不够，没有挽救生命与财产的损失。一位年轻麻醉医生因患者的离去而痛哭数小时，一位八十余岁的老人坚持要去做志愿者，都是这种心理状态的表现。

与焦虑、愤怒等相比，内疚更隐匿，持续的时间更长，以至于在事件处理完毕之后相当长的时间内出现抑郁症状，甚至因此而自杀也屡有耳闻。

⑦ 创伤后应激障碍

据研究，突发事件后，受影响的群体中约有 15％的会出现创伤后应激障碍，表现为应激事件的"闪回",精力不集中,部分人存在易怒、易激惹、内疚甚至丧失生活的兴趣。极端者会导致自杀行为。部分人的创伤后应激障碍可持续数年甚至数十年。

当然,在整个心理应激的适应过程中,从一个阶段到下一阶段,一种心理状态到另一个状态之间,并没有清晰的界线,甚至于在两个不同的过程之间反反复复。正因为这一点,在健康科普的设计时尤其需要注意,应当具有全局的思维,关注动态过程,切忌片面突出某阶段性矛盾,以减少相应的二次伤害。

二、心理应激引发的健康与社会问题

突发公共卫生事件引发的心理过程并不只是"心里"的、内隐的,它会以各种形式、行为表达出来,影响个体、家庭的生活、工作与学习,甚至会影响社会。

❶ 个体层面

(1) 情绪低落/易激

如前所述,突发公共卫生事件初期,人们普遍情绪低落、焦虑。随着时间的推移,情绪累积之后,部分人情绪趋向于不稳定,易于引发冲突。

(2) 注意力不集中

应激情况下,人们对于相关信息的渴求增加,敏感性提高,但个体的注意力往往难以集中,从而导致工作、学习的效率大幅下降。这又会激发工作关系、亲密关系、亲子关系等的矛盾,诱发冲突。

(3) 自伤或自杀

突发公共卫生事件增加了生活中的不确定感,对于部分人而言,"人生无常"的感慨会增加,生命的价值感与意义丧失,从而导致酗酒及成瘾性物质依赖行为,严重者可能有自杀行为;同时,对于部分救援人员而言,突发事件的应激可能超出其负荷,造成耗竭,也可能诱发自责甚至自伤,未经干预者,可能有自杀行为。

❷ 家庭层面

突发公共卫生事件期间,尤其是突发事件持续时间较长,家庭成员可能长期、持续地封闭于有限的空间,若家长疏于识别自身的心理、情绪变化,也未能体察孩子情绪的微妙变化,未能接受应激下孩子学习效率降低的事实,将会增加亲子冲突。

据报道,在疫情初期,全球家庭暴力行为激增,这也说明了突发公共卫生事件对家庭关系带来的影响。

③ 社会层面

整个社会层面有若干种极端的心理行为状态,都会影响全社会的应对努力。

漠视或拒绝承认疫情者,不积极采取有效的预防措施,甚至为了证明自己的"正确性"而去接触风险。这些行为不仅伤害当事人,其传播的效应将加重混乱,也降低了救助的效率。

适当的紧张有助于应对紧急事件。但恐慌则会制造混乱,浪费本已紧张的防护、急救资源,增加抗疫与救助的成本。

三、健康科普中心理健康主要内容

"心理健康"可以是健康传播与健康科普中的专门内容,但在突发公共卫生事件中更多的应该是健康传播与健康科普中的指导思想。其目的在于统一认识,协调行动,汇聚可用资源,更快、更好地恢复生活秩序,包括正视突发公共卫生事件带来的混乱,接纳自己与他人的情绪变化,控制冲突,减少创伤后应激障碍的发生等。

① 一般性风险沟通

突发公共卫生事件中,公众对于信息极端渴求,健康科普中最重要的是及时传播相关信息,包括定期的新闻发布会,进行专业的解读。既满足其"确定感"的心理需求,又提醒其采取的必要的、正确的行为来履行自己的责任。除疫情信息之外,就普遍性健康问题提供具体的方法也是必要的。上海市新冠肺炎疫情防控新闻发布会每次都会有数分钟的"健康科普"环节,就是回应公众的这种心理诉求。

② 传递"接纳"的理念

让公众意识到，突发公共卫生事件可能会改变我们的环境与行为，对心理会造成冲击，应当接纳自己的心理不适，接纳周边的人的行为调整，一方面给出充裕的时间来适应新的变化，另一方面给不适应者留出求助的空间。

③ 传播"识别"的方法

与身体疾病不同，心理障碍者可能不会主动求助，甚至会刻意否认、隐蔽自己的症状与不适。健康科普让公众明白，突然增加的家庭矛盾、亲子冲突，可能是疫情等带来的心理不适应，将有利于情绪调整；让公众理解，身边人出现较多"走神"、过于"自律"、过于"配合"等行为，可能是对突发事件的不适应，应给予适当的关心，这将有助于整体心理健康水平的提升。

④ 传递"出路"

一方面，就大众层面，以相对轻松、活泼的形式科普心理健康相关内容，使公众放松相对压抑的情绪，此次疫情中，诸多搞笑短视频，如"家庭一日游"等，在嘻哈声中使得隔离中的无奈烟消云散，还传达了"即使在居家隔离的日子里，也要积极地运动、锻炼"的信息；另一方面，对于心理问题较明显者，需要给出求助的渠道，比如设立心理援助热线，公布心理咨询门诊的地点与开放时间等。

第（二）节　新冠肺炎疫情防控工作中的心理健康科普

新冠肺炎疫情防控工作中，对大众心理健康的管理和问题应对，主要方法是给予公众专业易懂信息；教会公众简单识别自己可能存在的焦虑、抑郁和恐惧等情绪反应；帮助公众掌握简单、可操作的心理应对技术等。通过以上工作，公众能够得到来自官方的良好心理支持，并能够自行管理简单的心理问题。

在疫情防控工作开展过程中，心理健康科普工作主要从面对群体的心理健康科普知识提供和面向个体的个性化交流与心理支持等两个方面开展。

一、面对群体的心理健康科普

新冠肺炎疫情的健康科普工作在本书其他章节有详细说明。但本节仍需说明突发公共卫生事件应急响应过程中心理健康科普工作需要达到的两个效果。

① 把权威信息快速传递到最大范围受众

无论是报纸、杂志、广播、电视，还是自媒体和社交工具，均能够作为信息发布源主动推送相关科普信息至公众，保证公众最快获取权威、科学的信息。2020年1月30日，疫情初期，面对市民可能存在的心理问题，市卫生健康委员会主动向市精神卫生中心专家约稿，在官方微信公众号"健康上海12320"上发出推文，呼吁市民在注重身体防护的同时，适当采取措施调适心态，减轻负面情绪带来的负担。之后，"健康上海12320"官方微信、微博和《上海大众卫生报》都根据防疫不同时期的市民心理需求，陆续推出关于居家防疫如何调整心情、通过音乐和运动等"处方"及时缓解消极情绪等心理科普，科学指导、有效帮助广大市民在非常时期做好自我心理调适，保持良好情绪，对安抚民心、稳定社会情绪起到积极作用。

② 以科学、正面化的信息，引导公众关注

这是面对群体的心理健康科普工作的原则。公众情绪是被其接收到的信息所影响和引导的。面对群体的信息，需要保证其科学性和正面性，比如新冠肺炎疫情应对工作中关于疫苗研究工作的报道，始终传递正面、积极的信息，这是心理健康科普工作最根本原则。

二、面对个体的个性化交流与心理支持

① 卫生热线是应急阶段公众重要的心理支撑力量

上海市卫生热线（12320）是目前卫生健康行业使用的政府公益电话号码。

新冠肺炎疫情期间,上海市卫生热线(12320)在疫情应对大众心理安抚和信息传递等方面开展了多项工作,取得了一定的效果。

2000年以来,在中国经济社会发展和电话覆盖使用达到较高水平的前提下,国家信息产业部设立了以123开头的5位短号码作为政府部门统一使用的公益电话。而在经历了全国抗击非典疫情后,看到了在全民应对突发公共卫生事件中,公众对热线电话的强烈需求,原卫生部于2005年底启用了12320全国公共卫生公益电话,主要通过电话、短信、E-mail和传真等方式,向公众提供政策法规、疾病预防控制和卫生保健等方面的咨询,受理公众对突发公共卫生事件和违反有关公共卫生法律法规案件的举报和投诉。经过十余年的建设和发展,12320卫生热线已经成为卫生健康行业的服务窗口,同时是多个省市12345热线在卫生健康领域工作的专线。

上海市卫生热线(12320)作为连接政府和公众的窗口,具有向公众传达政策、提供科学权威信息、提取公众关切问题并提交相关部门等作用,信息在卫生热线的支持下,形成动态、双向传递。

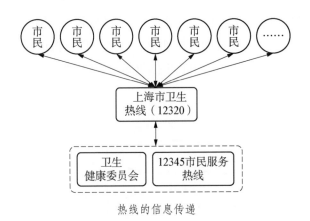

热线的信息传递

在突发公共卫生事件中,卫生热线起到的心理支持作用主要有两类,一是面向社会群体,以卫生热线信息传递功能为基础的社会心理支持功能,主要作为应对处置过程中社会向政府获取政策信息、权威科普知识和指引以及解决个人实际问题的通路;二是专业的心理咨询热线,提供个体心理咨询和心理危机干预服务,确保已经出现较严重心理问题的个体求助有门。

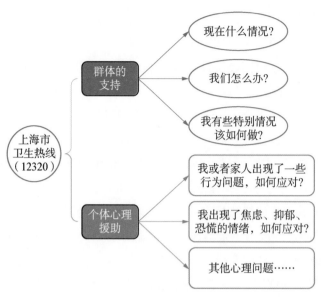

卫生热线心理支持功能

（1）卫生热线的社会心理支持功能

上海市卫生热线（12320）作为行业窗口，其最显著的功能是实现了公众与政府间信息传递的官方性、权威性和个性化。这三个特点保证了公众便利获取准确政策和引导信息，科学应对知识和个性化问题处理，满足了公众在应急事件中最基本的心理需求。

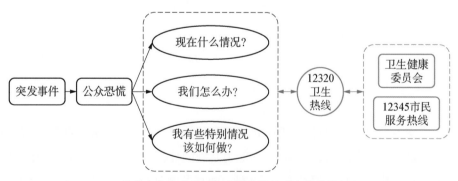

热线在突发公共卫生事件中的心理支持作用

信息传递的官方性：与社交网络等信息传递方式不同，上海市卫生热线（12320）作为一个信息传递的节点，是政府认可并对外公布的卫生健康行业服务市民的窗口。

因此,热线给予公众的解释某种程度上就是代表政府进行解释,是某种程度上的政府和公众直接对话的方式,这是一种典型的"人-政府"的对话模式。这与网络社交工具"人-人"信息传播模式不同,政府角色参与,赋予了热线信息传递的官方性。

信息传递的权威性:卫生热线向公众传递的通常分为两种,一是政策解读或指导,二是科学的健康信息。官方性保证了政策解读或指导的信息准确,通常这些解释均得到了相关部门的确认,因此具有较强的政策解读的权威性;而健康相关的信息,如科学防疫知识等,均由专业部门、领域内专家进行信息的审核,其科学性能够得到保证,也就确保了健康信息专业领域的权威性。

信息传递的个性化:热线受理公众诉求的服务方式是电话,这种情况下,来电人得到的服务是个性化的。热线咨询员根据来电人的信息进行解释、受理。如2020年2—3月,慢性病患者来电求助多配药和反应配不到药的情况,而每位来电人对药品的具体需求都有所不同,这就是一种个性化问题的受理。在做好个性化处置的同时,热线也将这一类问题进行梳理和汇总,提交至相关部门后,上海市卫生健康委员会、医保局等部门下发了《适当延长门诊慢性病患者处方用量的通知》,更好地满足慢性病患者的配药需求。信息传递的个性化还反映在来电人个人情绪宣泄,个人的焦虑得到合理、科学解释等案例上。

正因为卫生热线在信息传递上的官方性、权威性和个性化等特点,使卫生热线在疫情防控中成为面向社会的重要心理支持力量。

(2)卫生热线的个体心理支持功能

卫生热线的个体心理支持功能主要由心理咨询热线(或心理援助热线)实现,如上海市心理援助热线12320-5。

心理咨询热线一般情况下集合当地精神卫生领域的专业力量,由心理医生、精神科医生或者有资质的心理咨询师担任咨询员,利用热线电话为公众提供短暂心理咨询服务,并且为市民提供精神科、心理科的就诊导医服务。

在突发公共卫生事件的应急响应过程中,卫生热线通过以信息传递为基础的社会心理支持和依靠专业人员的、对重点个体的心理支持,构建起面向公众的基本心理健康保障功能,以较低的成本做到了最大的个性化服务覆盖。

❷ 卫生热线在新冠肺炎疫情应对中的做法

以上海市卫生热线(12320)为例,进一步说明突发公共卫生事件应急响应中,卫生热线如何发挥其社会心理健康支撑功能。

上海市卫生热线(12320)组建于 2006 年,成立至今,先后经历了 H1N1 疫情、2008 年全国婴幼儿配方奶粉三聚氰胺事件、H7N9 疫情、上海禽流感疫情等多次突发公共卫生事件的应急响应工作。在不断地探索与总结经验的基础上,上海市卫生热线(12320)逐步摸索出了热线针对公众恐慌、群体性焦虑情绪的处置方法。2020 年新冠肺炎疫情应急响应与常态化应对工作中,进一步明确了"传递科学权威信息-受理并舒缓来电人恐慌性诉求-收集整理来电人诉求并给予指引-收集舆情帮助主管部门决策"的工作路径,成为突发公共卫生事件应急响应工作中公众情绪反应的有效支撑,传递健康科普的温度。

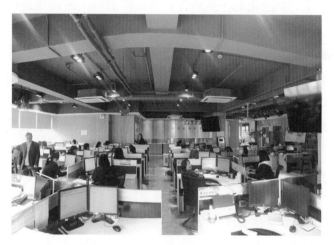

上海市卫生热线大厅

(1) 以受理来电的方式给予公众清晰指引和科学信息

2020 年 1 月,上海市卫生热线(12320)受理的疫情相关的电话咨询逐渐增多,到 1 月底每日电话呼入量达到上年同期的 2.3 倍左右。其间经历了上海市是否封城、如何回沪、口罩买不到、配不到药、就医困难、如何防治、国外人员来沪如何隔离等多个主题的来电咨询高峰,涉及了疫情应对的方方面面。

突发公共卫生事件发生时,公众对于准确的、官方的、权威的信息需求极高,后文中对热线来电数量分析中亦显示在每一个问题出现的时段,热线来电就会出现一个峰值。政府需要通过媒体公布相关信息,同时还需要热线接受公众进一步问询,这样,市民因无法获取准确信息产生的焦虑和恐慌才可能被停止。

▌案例 1：上海是否封城

（2020 年 1 月 26 日）市民建议：北京已经严格管理，江苏和浙江封高速，市民感觉"上海亦是非常危险"，建议全面封城，增强疫情防控。

热线处理结果：目前，上海、北京等城市加强了对交通道口、酒店、社区等场所的管理，但不是封城状态。目前各方面的力量在党和政府的领导和调度下正有条不紊地行动，请市民不用感到恐慌。市民当前按照社区、街镇的要求做好个人和家庭的管理，就是对疫情防控工作的贡献。

同时，感谢市民提出的意见建议，我们会加强、完善相关防控措施，并将市民提出的建议提交给相关部门。

最后，热线建议个人和家人做好相应个人防护措施。及时关注官方发布的疫情防控政策和信息。

案例中可见，通过话务人员得体、明确的答复以及官方热线接受建议并提交上级的"承诺"，来电人情绪得到安抚。

而此时来电人的建议看似对政府提出建议，而实际上反映出来的是公众比较普遍的恐慌情绪。在没有热线的情况下，来电人没有办法与政府直接对话，其恐慌便难以得到缓解，因此热线在第一时间可以对来电人的情绪起到安抚作用。

▌案例 2：上海周边居民返沪上班交通

（2020 年 2 月 16 日）市民咨询：目前从江苏太仓进入上海的上班人员过安检口是否需要提供什么证明文件，还是身份证即可，是否需要进入上海后隔离 14 天再上班，是否可以每天往返于上海和太仓。

热线处理结果：根据市防控疫情指挥部通告要求，外来人员，无上海身份证、无居住证的，由道口一线民警根据市公安局大数据后台内的用工、居住、购房信息进行甄别，后台数据没有信息内容的，一线民警予以劝返。同行者不符合条件的，不可以入沪，道口调头自行送回。规定可能会动态调整，具体以道口收到的最新规定为准，请关注官方媒体及时获取相关信息。请与所在地的居委会/村委会或所在单位联系，由他们来判断是否需要观察或采取其他措施。

案例中可见，来电人提出相关问题时，表达出的是自己对相关流程的不知晓或者对已经公布的信息未能理解，通过热线的解释和告知，来电人基本可以按照告知的流程进行处理。

▍案例3：如何防护

（2020年3月7日）市民咨询：3M公司生产的KN90口罩是否可以预防新冠病毒。

热线处理结果：较高风险暴露人员建议佩戴符合N95/KN95及以上标准的颗粒物防护口罩；中等风险暴露人员建议佩戴医用外科口罩；较低风险暴露人员建议佩戴一次性使用医用口罩；人员居家、通风良好和人员密度低的场所也可不佩戴口罩。非医用口罩，如棉纱、活性炭和海绵等口罩具有一定防护效果，也有降低咳嗽、喷嚏和说话等产生的飞沫播散的作用，可视情选用。

案例中可见，热线按照防控指南内容对来电人针对如何使用口罩的问题予以解释，确切的、科学的信息传递，能够帮助来电人更好地做好个人防护工作，情绪在沟通中可以得到疏解。

▍案例4：国外回沪人员隔离

（2020年3月9日）市民咨询：朋友从美国北卡和德国海尔布隆到上海，是否要进行14天的隔离。

热线处理结果：目前，所有中外人员，凡是在进入上海之日前14天内，有过重点国家（或地区）旅居史的，一律实施居家或集中隔离健康观察，也就是一律隔离14天。上海将根据全球疫情发展趋势，及时动态调整重点国家和地区名录。上海对所有入境人员的管理坚持一视同仁，严格入口管理、严格落地管理、严格场所管理。请关注官方媒体相关信息。

案例中可见，来电人提出相关诉求时，热线按照上海市相关规定对市民进行了解释，信息的官方性和权威性能够打消来电人的疑虑和不确定，也便于其调整行程安排。

（2）以心理支持的方式对市民恐慌情绪予以安慰

2020年1—6月，新冠肺炎疫情应急响应期间，来电和来转工单数量呈现爆炸式增长。热线作为市民应对恐慌情绪的途径之一，来电量的急速增加在一定程度上反映了市民恐慌的情绪。

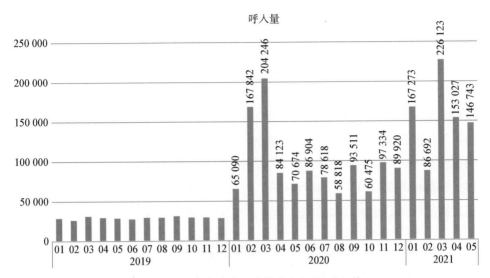

2019—2021 年上海市卫生热线(12320)呼入量

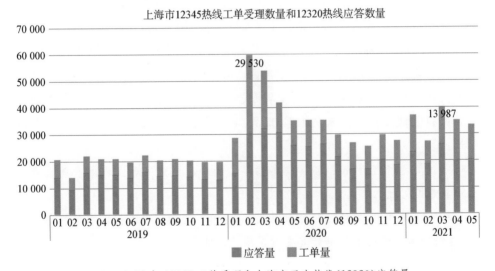

2019—2021 年 12345 工单受理和上海市卫生热线(12320)应答量

　　从以上两幅图中可以看到,2020 年 1 月以后,无论热线呼入量、工单受理量或者热线成功应答量均保持了相对一致的趋势,其中 2020 年的 2 月、3 月,2021年的 1 月、2 月、3 月均出现了服务受理请求和服务受理数量的高峰。

　　对照疫情发展情况,2020 年的 2 月和 3 月是新冠肺炎疫情防控最关键时段,2020 年 1 月底至 2 月初由媒体报道新冠肺炎疫情相关信息后,武汉以及后期多个城市实施了封城、交通管制等措施,该时段大量来电询问上海高速路口是否管制,如何返沪以及针对武汉车辆或人员的举报;2月初至3月主要涉及如何预约购买口罩、如何返沪和如何隔离等问题;3月份逐步出现就医困难、配药等问题的来电反映。这些来电反映的问题不同程度地折射出公众在面对未知和危险时的焦虑与恐慌,此时他们来电询问相关问题时,热线适时传递给市民"对于这一类情况已经有了明确的政策规定……""相关问题有完整的应对流程,具体的流程是……""你的问题我们理解、同时我们作为政府热线已经收到,并将会尽快反馈给相关部门,请不要担忧……"等信息,这种一对一的沟通下,来电人的焦虑情绪能够得到疏解,同时还能够得到处理相关事项的指引。

▎案例1:关于湖北车辆在小区出现的案例

(2020年1月28日)市民反映:在2020年1月28日10:45分,其居住的小区内看到一辆牌照为"鄂A＊＊＊＊＊"的家用小轿车,而该车辆之前没有在小区出现过,担心有安全隐患。希望管理部门尽快前往核查。

热线处理结果:辖区村居已经开始开展相关宣传和排摸工作,对湖北来沪人员开展健康监测和隔离观察。目前区已对外公布了各街镇湖北来沪及湖北返沪人员摸排专项线索征集联系电话,市民可以拨打该电话询问和提供信息。目前社区和道口均开展细致的管理工作,市民在做好个人防护的情况下,无须担忧。

经过街道派出所核实,该鄂牌车辆车主是小区业主。车主近期一直未离开上海。市民可放心。

在实际工作中,热线可能会出现没有依据,不能向来电人提供准确信息的情况,这时一对一沟通也能够让其安心等待后续处理。

▎案例2:针对确诊患者信息的担忧

(2020年4月2日)市民反映:听说本小区有确诊人员已经回来,并且有人在其隔离期间探望确诊人员的家人。来电称相关人员乘坐了电梯,小区没有进行消毒;确诊人员在治疗后7天,医院让该人员出院;该人员没有被隔离14天;居民委员会告知是医院将人送回来的。市民表示这些听说的信息让他很紧张,希望管理部门告知相关情况。

热线处理结果： 经核实，该市民已经完成了治疗，并在相关隔离医学观察后才回到居所。传言中提及的治疗后 7 天即出院以及没有进行相应的医学观察和隔离等信息是不实传言，请市民不要紧张，不信谣不传谣。

本案例中的市民是典型的恐慌状态，传言对其情绪造成了影响。针对这样的来电人，热线作为一个他可以联系到的且有人交流的对象，在告知准确信息的同时，安抚其情绪，及时消除了传言的影响。

（3）以数据采集分析的形式向上级部门传递热线舆情信息与应对建议

总结市民集中反映的问题，上报上级部门并协助解决实际问题是最终处置公众心理问题与维护公众心理健康的举措。因此，上海市卫生热线（12320）加强在新冠肺炎疫情应对期间的数据搜集、整理和分析工作，形成数据报表提交至全国 12320 热线管理中心，为国家疫情防控工作决策提供翔实数据。

同时，为了让上级主管部门及时了解热线工作情况，知晓市民通过热线提出的相对集中的诉求，以便进一步针对相关诉求开展工作，上海市卫生热线（12320）撰写了防控新型冠状病毒肺炎疫情工作报告，以日报或周报以及专报等形式提交至上海市卫生健康委员会，为主管部门进一步开展工作提供舆情数据。

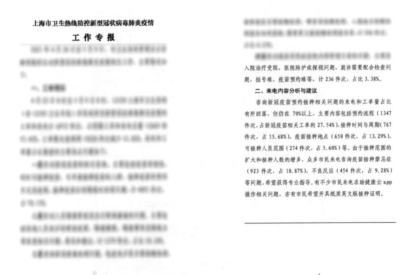

上海市卫生热线防控新型冠状病毒肺炎疫情工作专报（第 209 期示例）

③ 疫情期间,上海市卫生热线(12320)与各条相关心理热线、心理健康专业机构之间的联动工作

热线通过向市民提供官方政策解读、权威疫情防控知识,基本做到对应急事件中感到恐慌、焦虑人员的心理支持;同时主动收集、分析热线数据,为上级做出进一步决策提供参考。通过以上途径,能够为公众的一些普遍、共性问题提供心理支持。

对于可能出现心理问题或已经表现出心理、行为问题的人员,上海市卫生热线(12320)向他们传达心理健康知识和行为指引,同时发挥 12320 - 5 心理援助热线技术优势,联动各条社会心理咨询热线资源,为有相关需求的人员提供心理咨询的资源入口。

(1) 权威信息采编与应用

上海市卫生热线(12320)在采编各项政策信息的基础上,重点采编了疫情期间各种心理健康相关知识,经专业审核后提供至热线知识库和相关媒体,尽量把个体可以自行学习使用的心理健康管理技术推送到目标人群。

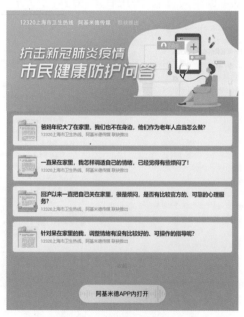

上海市卫生热线(12320)与阿基米德合作的抗
击新冠肺炎疫情市民健康防护问答

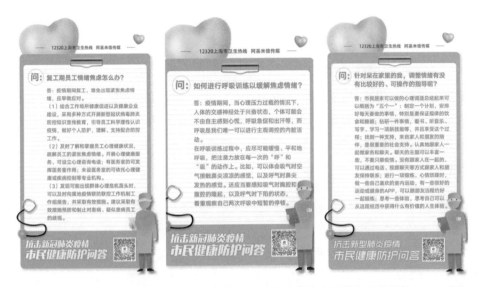

上海市卫生热线(12320)与阿基米德合作的抗击新冠肺炎疫情市民健康防护问答——心理健康问题(示例)

上海市卫生热线(12320)采编的疫情相关知识问答

(2) 12320-5心理援助热线

"021-12320-5"是上海市心理援助热线。这是上海市卫生热线(12320)与上海市精神卫生中心共同建设的心理健康工作专线,以远端座席的方式设置于上海市精神卫生中心。该热线由上海市精神卫生中心管理和建设,以具有心理咨询师资质的志愿者为咨询员，为公众提供心理健康咨询和心理援助服务。

（3）各区、各单位的心理热线资源联动

新冠肺炎疫情防控期间，在长时间减少外出和疫情影响下，部分市民表现出了焦虑、抑郁、沮丧、绝望、愤怒等情绪反应。而心理咨询存在接听持续时间较长的情况，热线接听能力有限，因此在联防联控机制的协调下，各区、各有条件的单位开展了心理热线工作，形成了全社会心理健康科普和应对工作的联动氛围。

上海市医疗卫生机构心理热线一览表

序号	热线名称/主办单位	电话号码	开通时段
1	上海市心理援助热线	021 - 12320 - 5	周一、三、五、日 8：00—22：00 周二、四、六 24 小时不间断
2	黄浦区精神卫生中心	021 - 63183158	周一至周五（工作日）8：30—11：00、13：30—16：30
3	徐汇区精神卫生中心	4009213120	周一至周五 8：00—17：00（工作日接听）
4	长宁区精神卫生中心	021 - 80110808	周一至周日 24 小时不间断
5	静安区精神卫生中心	021 - 62530984	周一至周五 8：00—17：00（工作日接听）
6	普陀区精神卫生中心	021 - 66055120	周一至周日 8：00—20：00
7	虹口区精神卫生中心	021 - 66696619	周一至周五 9：00—17：00（工作日接听）
8	杨浦区精神卫生中心	021 - 61230673	9：00—16：30（工作日接听）
9	闵行区精神卫生中心	4000219003	周一至周日 24 小时不间断
10	宝山区精神卫生中心	021 - 66019885	周一至周五 8：00—16：30（工作日接听）
11	嘉定区精神卫生中心	021 - 39590800	周一至周日 24 小时不间断
12	浦东新区精神卫生中心（北）	13072154838	周一至周日 8：00—16：00、17：00—21：00
13	浦东新区精神卫生中心（南）	17317146287	周一至周五 8：00—16：00（工作日接听）
14	金山区精神卫生中心	4001001890	周一至周日 24 小时（不含国定假日）

续　表

序号	热线名称/主办单位	电话号码	开通时段
15	松江区精神卫生中心	021－57846274	周一至周日24小时不间断
16	青浦区精神卫生中心	021－69200120	周一至周五8:00—20:00
17	奉贤区精神卫生中心	4009208761	周一至周五8:00—16:30(工作日接听)
18	崇明区精神卫生中心	18017890645	周一至周日24小时不间断
19	上海交通大学医学院附属第九人民医院	021－63307931(面向九院新冠肺炎确诊、疑似患者及家属)	周一至周五8:00—17:00
上海市共青团心理热线			
20	上海青春在线青少年公共服务中心热线	021－12355	9:00—23:00
上海市妇女联合会心理关爱热线			
21	上海市妇联心理关爱热线	021－12338	周一至周五：9:00—17:30
部分新冠肺炎疫情防控心理热线			
22	战疫心理热线	021－55369173	

（撰稿人：杨建军、董建树、单家银、宋琼芳）

第七章

行为倡导　强化健康科普深度

第 一 节　社会规范对行为的影响

　　现实生活中,社会规范就是人们社会行为的规矩、社会活动的准则,它有助于维护与正义、公正等积极价值取向和积极社会秩序。社会规范一般可分为风俗习惯、道德规范、法律规范和宗教规范。每个人的认知和行为都会受到风俗习惯的沿袭、社会道德的认同、法律法规的约束等影响。在社会规范的背景下开展健康行为倡导,让个体行为在各种社会规范的范围内进行,有助于健康行为的养成。

一、法律法规对行为的影响

1 法律法规与行为改变

　　法律和法规作为指令性的社会规范,是被明文规定公民必须遵守的规范,在一定程度上约束和限制个体的行为和要求。法律可以对人的行为产生影响,但要彻底改变人的行为需要诸多条件,如意识形态、执法力量、执法技术、长期坚持等。大体而言,法律对人的行为方式的改变伴随着法律与社会相互作用的长期磨合。

　　法律如何改变人的行为方式主要取决于社会目的与个人需要之间矛盾的大小。当个人需要与社会目的发生冲突,而个体需要又十分迫切或社会目的使个体感到不适应时,人们就有可能因为社会目的的相对遥远而背离社会目的,屈居于个人需要。而当个人需要与社会目的没有明显冲突,且服从社会目的不会特别困难时,人们就会服从法律法规要求。

❷ 法律内容上注重行为规范

影响健康的行为因素非常复杂,越来越多的法律开始关注机构、社会、个人的健康责任,期望通过对行为的作用来影响个体的健康。例如《传染病防治法》第十二条规定:"在中华人民共和国领域内的一切单位和个人,必须接受疾病预防控制机构、医疗机构有关传染病的调查、检验、采集样本、隔离治疗等预防、控制措施,如实提供有关情况。"这些条款可有效遏制疫情期间不法行为的发生,也有助于疫情防控。

另外,作为我国卫生健康领域第一部基础性、综合性的法律,《中华人民共和国基本医疗卫生与健康促进法》自 2020 年 6 月 1 日起施行,其中在健康促进方面规定了健康科普、健康信息发布、健康教育、开展群组性健康活动,倡导健康生活方式等。在其法律条文也明确强调了个人对待健康的责任,"第六十九条:公民是自己健康的第一责任人,树立和践行对自己健康负责的健康管理理念,主动学习健康知识,提高健康素养,加强健康管理。倡导家庭成员相互关爱,形成符合自身和家庭特点的健康生活方式。"

上海于 2020 年 11 月 1 日正式施行《上海市公共卫生应急管理条例》,其中对于餐饮服务单位向消费者提供公筷公勺服务,以及戴口罩等行为都加以规定。例如,要求个人应当加强自我健康管理,增强自我防护意识,养成勤洗手、分餐、使用公筷公勺、不食用野味等文明健康生活习惯;民众进入机场、火车站、公交、地铁等公共场所按要求佩戴口罩,保持社交距离;隔离观察人员应遵守管理规定,如违反应承担法律责任。

❸ 法律执行上突出约束力

法律责任是法律严肃性和强制性的集中体现,当个体行为不服从法律法规要求时,就需要承担相应的法律责任。法治可以为突发公共卫生事件的科学应对提出方案,并有条不紊地展开行动;可以为紧急动员社会力量提供法律依据和基础,践行"健康第一"的原则;可以平衡紧急状态下的社会关系,控制或约束个人的行为；还可以整合保障，推进全国一盘棋。此次新冠肺炎疫情应对中，相关法律法规内容既约束了健康相关行为，也保障了应对疫情各项措施的实施，体现出法治的重要意义。

上海市人民代表大会常务委员会 2020 年 2 月 7 日审议并高票通过《上海市人民代表大会常务委员会关于全力做好当前新型冠状病毒感染肺炎疫情防控工作的决定》，为新冠肺炎疫情防控提供法律保障。决定规定：在疫情防控工作中，任何单位和个人，违反有关法律法规和本决定，由公安机关等有关部门依法给予处罚；给他人人身、财产造成损害的，依法承担民事责任；构成犯罪的，依法追究刑事责任；决定还规定了个人隐瞒疫情将受到信用惩戒。在疫情防控期间，不遵守这些要求，就直接违背了法律。例如"2 月 7 日 14 时 58 分，陆某未佩戴口罩进入轨道交通四号线临平路站，被拦下后非但不听从安检队员和车站工作人员劝阻，还动手推搡安检队员。民警到场后，该男子仍欲强行冲闯进站。民警见状迅速将其控制，后轨交警方依据《治安管理处罚法》第 23 条相关规定对陆某处以行政拘留的处罚。"成为了首例不佩戴口罩强行冲闯地铁车站被行拘的案例。

此外，还有一些法律法规对健康相关行为作出约束，例如《中华人民共和国道路交通安全法》对酒驾、《上海市烟花爆竹安全管理条例》对烟花爆竹燃放、《上海市公共场所控制吸烟条例》对公共场所吸烟等都是对健康相关行为加以约束，一旦违反将受到处罚。上海于 2017 年 3 月 1 日正式施行《上海市公共场所控制吸烟条例》修正案，被坊间称为"最严控烟令"，所有室内公共场所、室内工作场所、公共交通工具内禁止吸烟。每年持续对各类法定禁烟场所进行执法监管。2020 年 6 月，闵行区卫生健康委员会监督所对区内一家花卉市场开具了自 2010 年《上海市公共场所控制吸烟条例》生效实施后的首张场所控烟违法 3 万元"顶额罚单"，体现了法律法规及社会公序良俗不容挑战。

④ 法律实施对行为改变取得实效

法律法规实施和有效持续贯彻，会对人的行为养成或改变产生重要影响。一方面在实施中形成有效机制，例如《上海市公共场所控制吸烟条例》在实施过程中，逐步形成了"行政监管""场所自律""社会监督""人大督导""专业监测""舆情评价"的上海控烟"六位一体"推进机制。另一方面在贯彻中产生积极效果，通过普法、执法,共同助推行为改变。随着法律法规的持续推进,上海市法定禁烟场所的控烟情况、公众的知识、态度、行为等都有效改善,违规吸烟率、成人吸烟率等指标持续下降。

二、其他社会规范对行为的影响

个体行为的发生受到内在因素和外部环境的共同影响,在社会生活中,除法律以外,道德、风俗等以一种相对较为温和、隐蔽的方式潜移默化地规范、控制着社会的诸多方面,影响着个体的行为。当个体准备实施某种行为却对此行为的正确性、合适性无法判断时,便会受到道德、风俗等的影响,去参考和效仿周围同类或同质人的行为。当计划采取某种行为时,会去了解和判断这个行为在人群中的普遍程度和支持或反对的态度,如果行为被大众广泛接受,就会去模仿或者实施;反之,个人若想采取那些不被接受的行为,则会衡量行为实施可能带来的压力和代价。

① 风俗习惯对行为的影响

风俗习惯是特定社会文化区域内历代人们共同遵守的行为模式或规范,主要包括民族风俗、节日习俗、传统礼仪等。这些风俗习惯对个体行为存在影响。风俗习惯有好的一面,例如春节有拜年、团聚等习俗,紧密了家庭关系和社会联系。但有时也有不好的一面,例如不少地方希望把客人招待好,存在"人不倒、酒不停"的习俗,但是由于过量饮酒会给身体造成极大伤害,且急性酒精中毒可能危及生命。对此有必要开展健康科普,让居民了解过量饮酒的危害。因此,当风俗习惯影响到人群健康时,就需要通过健康科普倡导健康行为的养成,改变原有的习惯。

在2020年春节前后,为避免由于返乡、聚餐、拜年等导致了新冠肺炎疫情的传播,"就地过年""云拜年"的健康科普就成为倡导健康行为、促进社会秩序保持的强有力措施。到2021年,疫情仍未停止,网上拜年就成为了疫情期间一种新的习惯,越来越多的人自觉采取了这一措施。

② 社会道德对行为的影响

社会道德是人们在社会交往和公共生活中应该遵守的行为准则,是维护社会成员之间最基本的社会关系秩序、保证社会和谐稳定最起码的要求。在本质上，社会道德是一个国家、一个民族或者一个群体，在历史长河中、在社会实践活动中积淀下来的道德准则、文化观念和思想传统。它对维系社会公共生活和调整人与人之间的关系具有重要作用。道德作为公民内在的观念系统，无疑是个体选择行为和判断是非的标准。面对此次新冠肺炎疫情时，绝大多数人能够遵守社会道德，坚持"防疫三件套"、牢记"防护五还要"，形成自觉行为，成为疫情群防群控的坚强基础。

道德健康是不以损害他人的利益来满足自己的需要，具有辨别真与伪、善与恶、美与丑、荣与辱的是非观念，能按照社会的行为规范与准则来约束和支配自己的思想与行为，能为他人的幸福做贡献。具有道德健康的群体对于自身的健康和其他人的健康都是有利的。例如疫情防控期间，戴口罩的行为就被认为是一种符合道德规范的行为，因为保护了自己也保护了其他人。此外还有社交距离、不高声喧哗等行为。

对于健康科普而言，既要遵循法律法规的要求，也要考虑其他社会规范的影响。在社会规范的促进下，健康科普中所倡导、传递的内容会逐步转化为行为。在此次疫情防控中，全国人民都投入抗疫工作中，以及取得的防控成效都能体现出这一点。

第（二）节　新冠肺炎疫情期间健康生活方式倡导

推行健康的生活方式"始于要我做、成于我要做"。健康科普不仅要在突发公共卫生事件发生时发挥作用，在疫情常态化的当下以及后疫情时代更要产生长久的效应，这就需要政府、专业机构、社会各界、市民等多方面形成合力，通过民俗公约的形成、社会道德的养成甚至法律规范的建立，共同推进健康行为和生活方式的养成与固化，正如上海的"公筷革命"、《上海市民健康公约》、"上海市民健康生活新风尚"推选活动，都抓住了防控新冠肺炎疫情的特殊时机，凝聚全社会共识，通过宣传倡导、标准制定、完善法治，共同促进全民健康。

一、公筷公勺倡议

新冠肺炎疫情防控中,除防疫"三件套"(佩戴口罩、社交距离、个人卫生)和防护"五还要"(口罩还要戴、社交距离还要留、咳嗽喷嚏还要遮、双手还要经常洗、窗户还要尽量开)以外,公筷公勺也成为"健康风尚"的重要内容。从疫情防控中的倡议,到 120 多名市政协委员联名提案;从市政府新闻发布会上的全面倡导,到地方标准的发布实施;从《上海市公共卫生应急管理条例》的正式纳入,到2021 年成为千家万户的实用健康工具……在"公筷革命"的每一个重要节点,上海都有针对性地开展健康科普,逐渐把"公筷公勺"口号推广为全民健康风尚。

① 专业领跑开展倡议,推进"公筷革命"

新冠肺炎疫情令全社会警醒,无论是牙牙学语的小朋友,还是步履蹒跚的老人,都逐步养成了勤洗手、戴口罩、多通风、保持社交距离等健康行为,充分体现了防控新冠肺炎疫情的"硬核科普"力度。另外还有一个重要的细节被上海的专业人员关注到:这种传染病通过飞沫和接触传播,全国各地发生多例因家庭、朋友聚餐而感染的聚集性疫情。这给上海防疫敲响了警钟,也为健康科普提供了新的着力点。

公共卫生专家明确指出,合餐时的筷来箸往会造成交叉污染,筷勺上粘附唾液所携带的病原微生物能够借此扩散,成为很多疾病的重要传播途径。使用公筷公勺,可以一定程度预防交叉感染,阻止疾病传播。虽然中国的传统饮食文化和人情文化共同形成了共餐习俗,但共餐带来的健康隐患已不容忽视,应当呼吁全社会对这种不健康的生活方式做出改变。基于此点,在查阅大量文献资料、广泛咨询权威意见后,上海迅速作出反应,掀起一场"公筷革命"。

2020 年 2 月 23 日,新冠肺炎疫情防控取得阶段性成效之际,市健康促进委员会、市文明办、市卫生健康委员会、市健康促进中心联合向全社会倡议:"讲人情味、喜欢团聚是我们的传统。不管是阖家欢庆,还是朋友相聚,大家都喜欢围桌合餐,其乐融融!但我们要清醒认识到,合餐制易带来疾病传播,筷来箸往为病菌扩散打开方便之门,不少人幽门螺杆菌阳性就是最好的实证……无论是在饭店还是在家用餐,都请使用公筷公勺。"该倡议发出后 10 多个小时,仅"上海发布"，市卫健委官微的总阅读量就超过126万次，评论1800多条，社会反响热烈，逾九成的市民表示赞成。随后，上海首批100家"上海市文明餐厅"响应号召，带动本市餐饮行业加快落实公筷公勺倡议，很多家庭也开始陆续践行。

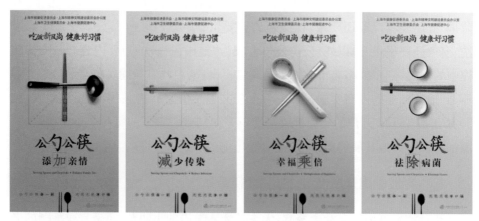

"公筷公勺"系列宣传海报

② 政协委员联名提案，推进标准建设

改变个人行为习惯，不是易事，尤其是改变中华民族上千年来的用餐传统更是需要全社会的共同参与。事实上，早在2003年"非典"蔓延时，公筷公勺意识就已经产生，而且普及率曾一度上升。然而，由于使用并不具有强制性，随着疫情状况的好转，在强大传统文化的惯性作用下，公筷公勺意识逐渐淡化。本次公筷公勺的使用推广引起了政协委员的关注，120多名市政协委员联名提案，希望在通过加强健康教育、营造社会氛围、创建支持环境等来积极推进公筷公勺使用的同时，加快地方修法进程，让法制成为公序良俗和健康生活方式的推进器。

餐饮企业是饮食服务的提供者，也是使用公筷公勺的践行者和推广者，从餐饮企业的服务规范出发，可以更好地为公众行为改变提供强有力的支持性环境。于是，市卫生健康委员会、市健康促进中心联合市餐饮烹饪行业协会等单位，在总结各单位好做法、好经验、好产品的基础上，向上海市市场监督管理局申请制定《餐饮企业公筷公勺服务规范》地方标准，从公筷公勺的提供方式、服务细则、外形设计等方面提供技术指导，提升餐饮企业使用公筷公勺的规范性和可操作性。经市市场监督管理局批准，于2020年4月立项。

随后,上海市健康促进中心联合上海市餐饮烹饪行业协会成立标准起草组启动标准制定工作。2020 年 8 月 17 日,上海市地方标准《餐饮服务单位公筷公勺服务规范》(DB31/T 1239—2020)由市市场监督管理局发布,9 月 1 日正式实施。该标准适用于全市各类餐饮服务单位,规定了餐饮服务单位公筷公勺基本要求,以及倡导使用、提供服务、清洁消毒与存放等方面的要求,包括"每菜一筷或一勺"、鼓励餐饮服务单位自主创新,并推荐使用"公叉勺"等。地方标准的制定,使得"公筷革命"走向了更重要的节点。

③ 深入宣贯地方标准,促进行为养成

社会普遍习惯的养成,需要耐心的教化和宣传,公众也应成为公筷公勺的践行者和参与者。因此,2020 年 5 月 11 日,由市爱卫会(市健康促进委员会)在《上海市民健康公约》中结合公筷公勺的推广使用和标准制定,提出"公筷公勺分餐食",利用多元化的传播方式和传播渠道,多角度、全方位深入讲解相关知识,让市民充分了解和理解使用公筷公勺的健康价值和社会责任,逐步养成使用公筷公勺的习惯。

健康科普不仅起到传播知识的作用,在应对突发公共卫生事件时应该有更深层次的内涵。2020 年 9 月 9 日,市健康促进办、市健康促进中心举办标准发布新闻通气会,对标准起草的背景、目的、实施意义以及内容框架和亮点进行详细的介绍,推进《标准》的落地宣贯。通气会后各大新闻媒体利用各种渠道竞相报道标准的发布情况,引起了社会各界的热烈反响。全市 16 个区也把公筷公勺地标落地实施作为疫情防控和文明城区创建的重要举措,利用微信公众号、户外宣传大屏、社区宣传栏、道路灯杆道旗、交通隔离栏宣传牌等广泛倡议。同时,在市文化旅游局和市旅游行业协会的大力支持下,锦江、衡山、万豪等集团旗下酒店餐厅按照标准全面启动公筷公勺的规范使用,带动全市酒店行业,加快推广实施公筷公勺地标。

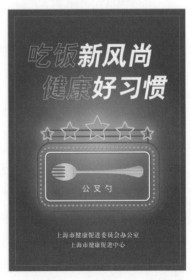

"吃饭新风尚　健康好习惯"宣传海报

健康科普不能只浮于表面,应该更"接地气",走入家家户户。2021年1月5日,上海市民"健康礼包"发放活动正式启动,这是"公筷革命"健康科普中别具特色的一环。"健康礼包"包含一本《上海市民健康行为知识读本》和一把精心设计制作的"公叉勺",赠送给全市800多万户常住居民家庭。在读本中强调了"不用公筷相当于'裸奔'""公筷公勺,隔绝口水战""公叉勺,分餐好助手",而公叉勺作为健康工具将成为每个家庭的必备之物。依托知识读本和"公叉勺"实物,进一步扩大健康科普覆盖面,让市民真正了解和使用"公筷公勺"。

④ 纳入地方法规,强化法律保障

全社会习惯的养成,既有赖于全民积极参与,更离不开法制的规约。在上海取得切实成效的公共场所控烟、垃圾分类等工作,都是得益于率先地方立法。伴随着疫情阻击战的胜利,上海的"公筷革命"也开启了新的章程。2020年11月1日,《上海市公共卫生应急管理条例》正式施行,公筷公勺等文明健康生活习惯被纳入公共卫生社会治理体系中,明确要求餐饮服务单位应当提供公筷公勺服务,餐饮行业主管部门以及相关行业组织应当制定分餐制服务规范,并推动餐饮服务单位落实要求。"公筷公勺"由此进入地方法规。

二、上海市民健康公约

面对新冠病毒,本市完善群防群控机制,广泛发动市民群众,强化健康科普,尤其是防疫"三件套"和防护"五还要"让全体市民根植于心。

① 延续防控效应,着眼健康理念转变

市民逐步养成了戴口罩、勤洗手、多通风、保持社交距离等健康行为,体现了防控新冠肺炎疫情的健康科普力度,但是怎么样让"防疫经验"成为健康生活启示录、把"防疫法宝"转化为上海2400万市民的健康生活方式和行为习惯?这成为疫情防控相对稳定后专业机构思考的重点。

结合市领导在市民来信和上海社会科学院《以疫情防控为契机引领上海先进卫生文明》专题报告上的批示精神,市爱国卫生运动委员会办公室(市健康促进委员会办公室)、市健康促进中心借鉴爱国卫生运动广泛发动群众参与的优良

传统,针对一些卫生健康陋习,成立《上海市民健康公约》起草组,邀请专家和学者对《公约》草案进行专题研讨。专家们一致认为,从疫情防控的角度上讲,与防疫相关的行为都应该成为健康公约的重要内容,从健康保护上看,营养、运动、睡眠、居住环境等与提升个人免疫力、营造健康环境等息息相关,因此,公约的内容应该涵盖转变健康理念、改善人居环境、改变饮食习惯、引导文明行为和倡导个人健康生活方式等方面。

市健康促进委员会办公室利用市新冠肺炎疫情防控新闻发布会的健康科普环节,发布《公约》征求意见稿(十二不十二提倡),同步推出了《公约》的配套问答,并通过邮件、广播、电话、微信等多渠道广泛听取社会各界的意见建议。征求意见稿发布后即受到市民的广泛关注,"上海发布"2小时内浏览量超过十万;随后,借助广播电台《市民与社会》节目掀起《公约》热议浪潮,市民纷纷表示赞同,并积极献计献策,通过各种途径征集到市民反馈意见近1400条。

在充分听取市民意见进行修改完善的基础上,再次通过专家意见征询、成员单位意见征询等形成定稿,并向社会正式发布。

② 宣传倡导《公约》,推进行为习惯固化

公约发布后,社会反响热烈,广大市民纷纷表示"健康上海人人共建,健康行为从我做起"。如果仅仅是阶段性的倡导,可能在一段时期后会逐步淡忘,同时公约民俗对于行为具有一定的约束性,符合社会规范的行为能够得到社会的认可,因此,有必要通过各种各样的手段加以强化,营造良好的社会氛围来推进《上海市民健康公约》的落地实施。

市爱国卫生运动委员会办公室(市健康促进委员会办公室)在市新冠肺炎疫情防控新闻发布会进行专题宣传,同步推出《〈公约〉18问答》,组织专家对公约内容进行解读,设计制作"八不十提倡"公益广告、视频、H5、海报、图标、小册子等宣传品,通过各类媒体发

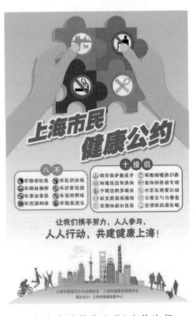

《上海市民健康公约》宣传海报

布宣传报道 1000 余篇次。同时,发动所有成员单位,在全市 16 个区依托各类工作平台、网络及宣传阵地大力宣传。

接地气的宣传倡导才能让公约内容真正成为健康生活方式主导。于是,2020 年的《市民健康知识读本》编写将市民健康公约内容作为主要内容进行阐述,积极推广的"公叉勺"也被作为健康工具,一同发放至全市 800 多万户常住居民家庭。随后上海市卫生健康委员会、市健康促进委员会办公室联合澎湃新闻发布《上海市民健康公约》宣传片,采用说唱乐(Rap)配舞蹈的形式,倡导广大市民将戴口罩、勤洗手、公筷公勺等"防疫法宝",转化成日常健康行为习惯,引领健康生活新风尚。此外,公约的内容也被纳入中小学生健康教育内容,并通过"百万市民防疫知识和健康素养大赛""健康上海说"等大型直播节目广泛宣传。

结合推进夏秋季爱国卫生运动,市民个人防护、推广使用公筷公勺和不抽游烟等公约内容被作为爱国卫生运动中的重点内容进行普及推广,市民健康行为的践行情况也被纳入国家卫生区镇创建、复评审等工作,彰显了"创卫依靠人民,创卫为了人民"的理念。

③ 落实监督执法,纳入法律法规

当人被法律赋予责任和义务后,将对其行为有更大的约束力,因此,在落地实施过程中,公约内容能否纳入法律法规并推进监督执法就显得尤为重要。

在实际过程中,考虑到公约部分内容可以与《上海市环境卫生管理条例》《上海市城市建设规划管理条例》《上海市实施〈中华人民共和国野生动物保护法〉办法》等有关法规的条款和处罚规定相结合,于是积极协调城管等成员单位中的执法部门,对公约中具有罚则的行为如随地吐痰、乱扔垃圾、留弃狗屎、食用野味等加强执法。

对于公共卫生危害较大、市民反响较为集中的相关行为推进纳入等相关法律法规的修订,经过努力,公约中"勤洗手""公筷公勺""不食用野味""在呼吸道传染病流行期间……按照要求佩戴口罩,并保持社交距离""养成文明饲养习惯"等内容也被纳入了 2020 年 11 月 1 日起实施的《上海市公共卫生应急管理条例》。

三、"上海市民健康生活新风尚"推选活动

上海作为被世界卫生组织称为健康城市工作样板的城市,在健康中国行动中,在常态化疫情防控和日常健康教育工作持续推进的情况下,应该如何突破现有常规健康科普,引领健康风尚? 这值得健康教育与健康促进工作者深入思考。

❶ 与时俱进,"新"需求为导向

2020 年,市健康促进委员会办公室、市健康促进中心等单位联合对市民的不健康生活方式进行了"大摸底",随后向全体市民发布了"影响市民健康的不良生活方式"社会调查结果,其中"久坐不动,缺乏体育锻炼""经常吃油炸、烧烤和烟熏食品""三餐饮食无规律,经常不吃早餐或深夜餐食"排行前三。既往研究显示:由于吸烟、酗酒、饮食不科学、久坐不动等引起的疾病问题日益突出,只要及时发现健康危险因素,"生活方式病"完全可防可控。分析本市关于缺乏运动、饮食不规律等的健康科普现状发现,健康科普往往比较中规中矩,相对分散。因此,有必要发展、创新,对健康生活方式倡导赋予其新的活力,使其更加符合上海这座年轻、活跃、包容的城市风格,更加能够融入市民日常生活,让"新风尚,新生活"的理念深入人心,推动市民形成自主自律的健康行为,营造健康积极的社会氛围。

基于"健康中国"时代背景和市民群众的健康需求,2021 年 3 月,上海市健康促进委员会办公室、上海市健康促进中心、复旦大学公共卫生学院、上海交通大学医学院公共卫生学院、解放日报、上观新闻、健康云、上海人民广播电台《活过 100 岁》栏目联合策划并启动了"上海市民健康生活新风尚"推选活动,这也是上海健康科普的一大突破。

❷ 仔细谋划,凸显"新"特点

活动以"健康风尚,未来已来"为主题,内容涵盖"合理膳食、适量运动、戒烟限酒、心理平衡"四大健康基石与健康习惯等多个方面,使用时尚、专业、有趣的表达,凝练朗朗上口的"健康金句",形成具有引导意义的健康生活启示录,向市民倡导科学合理、契合实际、健康时尚的生活方式。

　　推选活动共历时两个月,通过专家推选、市民征求意见等,集思广益,最终形成 25 条专业、有趣、颇具上海特色的"上海市民健康生活新风尚",并在时尚园区举行的新闻通气会上正式向市民发布。"请吃饭不如请出汗""精致生活,需要粗粮搭配""电子烟也是烟,不把危害当时髦""社交一米,爱你的距离""公筷公勺,健康'食'尚"……每一条朗朗上口的"健康金句",蕴含着常态化疫情防控下的健康生活新风尚,也凝聚着年轻一代对于健康生活的智慧思辨。

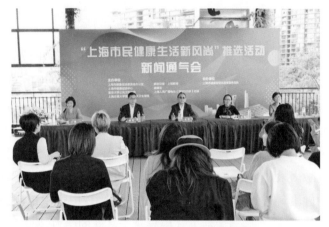

"上海市民健康生活新风尚"推选活动新闻通气会

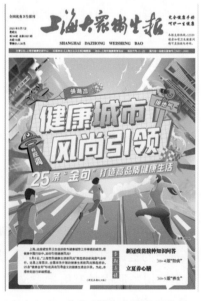

《上海大众卫生报》健康生活新风尚版面

"健康生活新风尚"推选出的内容接地气、领潮流、有腔调,立足市民实际生活,注重倡导内容能够落实到日常行动上,能够实现人人行动、人人参与、人人受益,让每个人都能成为自身健康的第一责任人,同时涵盖了世界卫生组织提出"合理膳食、适量运动、戒烟限酒、心理平衡"是健康的四大基石和当下生活中作息不规律、过度使用手机等的热点问题,使健康倡导的内容与社会发展同频率,还结合当下的时代语言特点,创新思路,拓宽视野,通过专业、科学、有趣、时尚的表达方式,实现更大范围的传播与推广。

3　创新理念,引领"新"风尚

从此次新风尚推选活动的实践来看,推选有助于促进市民尤其是青年群体养成健康生活行为习惯,有助于在健康城市建设中形成国际先进的健康文化,有助于在 5G 时代引领科学理念、改变健康误区。此次的新冠肺炎疫情引起了人们对健康的更高重视,而日常生活方式对健康有着潜移默化的影响,同样影响着城市健康文化的形成和发展。在作为健康城市建设样板城市的上海,积极倡导市民培养健康文明、科学自律的生活方式,符合上海国际化大都市城市的文化和品格。而与此同时,在移动互联网时代聚焦健康新热点开展健康科普,也必将进一步引起人们对健康的关注。

本市就健康生活新风尚内容陆续开展了系列健康科普活动,利用各种传播方式和媒体资源,多渠道、多角度、全方位推送健康新风尚。例如,2021 首届医生科普大赛(上海)精诚奖复赛试题就围绕市民关心的健康生活方式展开,以 25 条"上海市民健康生活新风尚"作为科普演讲的命题。

（撰稿人：魏晓敏、陈　德、梁海祥、满庭芳、乐坤蕾）

第八章

突发公共卫生事件健康科普展望

第（一）节　新冠肺炎疫情科普评估与启示

　　2020 年初，新冠肺炎疫情作为"国际关注的突发公共卫生事件"席卷全球，这是世界的一次危机，也是一次大考。它考验了国家和人民面对突发公共卫生事件的应对能力。危与机并存，疫情期间上海健康科普专业人员积极探索，开发了"上海市新冠肺炎疫情防控科普宣传工具包"，在全国率先起草并发布《上海市民健康公约》，以"五全手势"与"六度出击"，打造战疫硬核科普，构筑 2 400 万市民疫情防控的"铜墙铁壁"，为疫情防控健康科普贡献上海智慧，提供上海经验。健康科普与疾病预防、医疗救治一起成为上海疫情防控的"三驾马车"，成为公共卫生应急管理体系中不可或缺的一环，为抗击疫情做出了突出的贡献。

　　看到成绩的同时，这场大考也暴露了健康科普领域在应对突发公共卫生事件时尚存不足，如居民健康素养提升和群众组织动员等方面仍存在短板，应急健康科普机制尚不完善，权威的健康科普资源库、专家库尚未健全，健康科普人才储备不足，健康科普精准化欠缺，缺少对健康科普行为倡导的效果评价等。这些问题引发了对健康科普发展的思考。健康是永恒的主题，"健康知识普及行动"是《健康上海行动（2019—2030 年）》的第一行动。完善健全应急健康科普体系，推进健康科普专业学科人才建设，探索精准化健康科普，提高居民健康素养，引导市民群众积极树立健康理念，形成文明健康的生活方式，全社会参与的健康科普工作机制，丰富爱国卫生在健康科普领域的工作内涵，推动健康共治，是健康科普从业者的奋斗方向。

2020 年上海市居民健康素养监测结果显示,健康素养水平达到 35.57%,比上一年增加了 3.26 个百分点,是上海市开展居民健康素养监测以来健康素养水平最高的一年。市民健康素养得到提升,传染病防治素养增长幅度最大,较上年增长 6.84%。市民传染病防护意识与能力明显进步,生活方式更加健康,同时也掌握了更多健康行为和技能。上海市民长期以来形成了高水平健康素养,面对疫情表现出理性态度和自律行为,为上海疫情防控工作做出了积极贡献。健康科普作为提升居民健康素养的重要途径,在应对突发公共卫生事件时的重要性日益凸显。新冠肺炎疫情期间,国务院应对新冠肺炎疫情联防联控机制综合组发布《关于开展新冠肺炎防控科普宣教活动的通知》,指导各地开展健康科普。上海设计制作了大量相关海报、折页、公益广告等健康科普材料,利用各类媒体,开展多种形式的健康科普宣传,满足了公众对于疫情相关健康知识的需求,有效阻止了谣言的乘虚而入。

及时开展健康科普效果评估,能有效帮助健康科普专业人员总结既往工作经验,为未来健康科普的发展指明方向。上海市健康促进中心委托复旦大学公共卫生学院开展的"上海新冠肺炎疫情防控期间健康科普与健康传播工作效果评估"显示,上海在疫情期间开展的"联防联控、群防群控"等创新性工作起到了良好效果。首先,从出现可疑病例开始,同步开展疫情健康科普和健康传播相关工作,并在上海市新冠肺炎疫情防控新闻发布会开设"健康科普"环节,邀请权威专家推出健康提示,凸显健康科普的战略高度;其次,注重健康科普工作平台的整合,通过微信、微博、抖音等平台推送多种科普产品,进一步拓展健康科普和健康传播的渠道;第三,全面行业动员,协调包括二、三级医院在内的各级医疗卫生机构共同进行各类咨询和健康科普宣传,确保健康科普的专业性;第四,联合爱卫、城管、住建、交通等部门合力推进科普宣传,通过高效的内外联动,创新传播渠道和传播形式,激发全社会共同参与,形成强大合力;最后,通过内容、形式的创新,满足公众的不同需求,关注传播效果,传导科普温度,唤起公众对疫情防控工作的理解、配合与支持。健康科普贯穿本次疫情防控全程,实现了全程参与、深度介入、广泛动员,为联防联控、群防群控提供了科学的专业支撑和广泛的群众基础。通过不断拓展传播渠道、持续创新传播方式、深度融合传媒资源,构建全媒体、全方位、全人群的健康科普联动机制,将健康融入万策。同时以速度、精度、跨度、广度、温度、深度这"六度"做好疫情防控健康科普,并通过社会倡导、标准引领、法制保障将防疫经验进一步延续与固化。

本次效果评估中也发现了工作中的薄弱环节。第一，尚无科学、准确、权威、统一的健康信息平台，仍存在健康科普的"真空期"。建设开放共享的专业化、权威性资源库和由专业团队组成的专家库是健康科普发展的必然要求。资源库和专家库（以下简称"两库"）的建设既能更好帮助公众及时获取内容准确、科学权威的健康信息，又能为健康科普从业者提供科学、规范的健康科普材料。权威性的专家库能为健康科普资源提供专业保障。第二，健康素养水平有待进一步提升。这需要建立有效的健康科普机制，完善突发公共卫生事件应急体系。在应急健康科普方面，通过跨部门合作，促进健康科普资源下沉，依托爱国卫生工作网络，发动群众，扩大健康科普影响力，使公众及时获取健康知识、掌握防护方法、采取正确防护行为。第三，健康科普专业人才储备不足和能力有待提升。专业机构突发公共卫生事件科普宣传能力与实际需求仍有差距；制作健康科普资料的能力有待提高，对媒体平台分发机制不熟悉，不能高效利用新媒体进行健康科普传播。加强专业人才培养，为健康科普提供充足的人才资源和保障，同时建立健全健康科普在职培训体系，提升健康科普从业者专业能力和水平，为公众提供更优质的健康科普服务。

第（二）节　做好"两库"建设
做强健康科普双翼

一、"两库"建设是加强健康科普的基础

2019 年国务院印发的《国务院关于实施健康中国行动的意见》和上海市人民政府印发的《上海市政府关于推进健康上海行动的实施意见》，明确提出建立开放共享的健康科普专家库和资源库，构建健康科普知识发布和传播机制。当前，健康科普领域亟须整合资源、创新渠道、拓展平台，构建明确、统一、科学、权威的共享机制。通过资源库建设，有效整合全市健康科普信息资源，为公众提供一个科学权威的健康科普信息平台。健康科普专家是健康科普高质量发展的坚

实支撑。做好"两库"建设,建设基于全媒体、运行高效、覆盖面广的健康科普传播网络,及时发布内容准确、科学权威的健康信息,进一步完善全社会参与的健康科普工作机制,跨部门合作,开展全民健康科普教育,能更好地为健康科普事业发展提供人才和资源支持。

二、健康科普资源库建设规划与展望

健康科普资源库是开放共享的资源库,围绕常见疾病和各类各年龄段人群主要健康问题,规划重点科普主题,开发基础性权威科普资料。

健康科普资源库的建设要立足全媒体的布局和传播需求,面对普通大众和健康传播专业人群,建设大容量、具有交互作用的科普资源库,实现科普资源的提交、审核、分类、入库、修订、输出等功能。通过对科普资料的分析、整合、重组,形成分层分类的科普资料,其可成为健康核心知识权威的来源和发布平台。

在建设方面,可以先完成资源库相关数据库标准和管理方案的起草,再搭建小程序、PC端、移动端等健康内容的聚合平台,以大卫生、大健康为主题,广泛传播权威健康知识与技能,并以科普资源库为基础建立集健康资讯、健康指导、健康评估等服务功能于一体的"健康管家",实现交互服务。倡导"每个人是自己健康第一责任人"的理念,满足人民日益增长的健康需求。在健康资讯基础上逐步形成健康管理的集成入口。以需求为导向,为公众推送相关功能和内容,同时兼顾重大事件和热点舆情,并依托健康科普专家库,为科普资源生产、审核提供支持。同时建立科普核心信息审核机制,定期对健康科普内容进行评估,发现存在的主要问题和潜在风险,以提升健康科普信息的整体质量。

未来,健康科普资源库可以作为健康核心知识权威的来源和发布平台。健康科普工作者可以以科普资源库为载体对信息资源进行二次加工利用;民众也可根据自身实际需求,在资源库的输出端进行检索,根据标签寻找到自己需要的健康信息,提升自身健康素养。

三、健康科普专家库建设规划与展望

健康科普专家库服务于健康上海战略实施,是推进健康上海行动的重要支撑,旨在发挥多学科、多专业的综合优势,为研究制订健康知识普及战略、确定工作重点、开展健康科普工作等提供技术支持,从而更好引领全市卫生健康系统做好健康科普,进一步打造医疗机构健康科普"主阵地",不断强化医务人员健康科普"主力军"作用。

健康科普专家库以各学科领域的权威专家为召集人,首批专家暨召集人在专家库建设中起到种子和核心的作用。学科领域召集人在全市范围内推荐遴选上海健康科普各领域高层次专家库成员,优先选择热心健康科普和健康传播工作,且拥有相关专长的专家。通过学科(领域)召集人推荐、遴选学科专家,组建学科组专家库,形成首批的健康科普团队。学科(领域)召集人需领导本领域专家开展健康科普工作。入选专家库的成员在积极参与健康科普活动基础上,还承担科普资源生产、审核等职责,为健康科普资源库的建设和健康科普工作提供技术支持和专业指导。专家库管理部门适时举办培训,提升专家库成员健康科普和健康传播工作能力,打造一支平战结合的"虚拟科普团队"。健康科普专家库实现动态管理,管理部门定期对专家库成员资格及工作开展情况进行审核和评估;同时按照工作实际,增加或调整专家库成员,不断扩充和完善专家库。

健康科普工作者要时刻防范卫生健康领域重大风险,从坚持危机意识、提升社会治理能力的高度出发,形成健康科普工作的长效机制,筑牢健康城市的"防火墙"。

第三节 强化健康教育能力 为健康科普提供有力保障

一、加强健康科普专业学科人才建设

在此次新冠肺炎疫情中,上海完善群防群控机制,广泛发动市民群众,使健康科普成为战疫的硬核力量,为市民保驾护航。而与此同时,也暴露了在突发公共卫生事件中的健康科普专业人才建设方面的不足,如专业人员发声较少,权威

信源稀缺且单一;综合型健康传播人才欠缺,风险沟通效率较低;专业机构突发公共卫生事件科普宣传能力与实际需求仍有差距。因此,通过多学科融合,加强院校专业机构人才培养,完善健康科普在职培训体系,加强和扩大健康科普队伍等方式加强健康科普的学科建设和人才培养,是建立健全突发公共卫生事件健康科普体系,精准高效地将健康领域的科学知识、科学技术、科学思想和科学精神传播给民众,提升居民健康素养的有力保障。

① 注重多学科融合,加强院校专业人才培养

整合各高校教育资源,建立跨学科的合作平台,为健康科普专业学科建设汇集医学、社会学、新闻传播学等不同学科背景的人才。探索设立健康教育与健康传播本科专业,加强健康教育与健康传播博士、硕士等人才培养,增强健康科普领域的人才储备。同时联合高校及公共卫生专业机构,建立集教学、科研、实训为一体的实训基地。以基地建设带动人才培养,推进实践、科研、教学一体化发展,提升健康科普专业人才的理论水平和实践技能。

② 建立与完善公共卫生专业人员健康科普在职培训体系

在公共卫生专业人员规范化培训中,结合突发公共卫生应急事件中的健康科普要求,强化健康传播、行为干预以及效果评估等健康科普核心知识的掌握。同时突出针对健康科普核心能力从知识到实践技能的转化,联合临床、公共卫生专业机构和媒体平台,整合各自资源优势,推动实训基地建设,依托实训基地开展更为精准化、实践性强的现场演练,从而实现规范化培训中理论和实践之间的相互转化,提升公共卫生专业人员健康科普的理论与实践技能水平。

③ 扩充和完善健康科普人才队伍

2020年4月8日,市委、市政府出台的《关于完善重大疫情防控体制机制健全公共卫生应急管理体系的若干意见》中提到,要"充分发挥医疗卫生机构、学术团体、科学家、医务人员、教师、媒体在健康科普中的重要作用"。在实践中,针对各级爱国卫生运动工作人员、医疗卫生机构专业人员及社会层面致力于健康科普的相关人员,以"需求为导向"开展分级分类专业培训。通过组建由卫生健康、媒体传播等相关领域专家组成的师资库,为健康科普人员队伍培训提供专业技

术支撑;以需求为出发点设计实训课程,开展涵盖科普写作、演讲、媒体发布等应用场景的健康科普模拟实训。在住院医师规范化培训中纳入健康教育与健康传播理论体系,培养"既掌握医学知识又通晓传播规律"的人才。

二、探索健康科普实现精准化的路径

在突发公共卫生事件下,及时、精准的健康科普将发挥正确的舆论导向作用,疏导公众恐慌情绪,防止危机蔓延。突发公共卫生事件中科普传播的精准性主要体现在传播内容精准,即保证发布内容的准确性和权威性,同时还需要去繁取简,消除知识壁垒,以公众便于接受的方式进行传播;传播内容与传播对象健康需求精准匹配,即多方面、多渠道了解公众的信息需求,实现目标人群精准的信息推送;时效精准,即紧跟疫情发展全局、全程、全貌的各关键节点。基于此,突发公共卫生事件下的健康科普传播的路径可从健康科普内容、公众健康科普需求、网络舆情监测三个方面进行精准化探索。

① 依托科普资源库,实现科普信息内容精准

突发公共卫生事件下,需要围绕希望公众采纳的行为,筛选出公众最迫切需要了解的信息,并以最快的速度、最通俗的语言进行传播,同时还需避免将错误、片面的信息或知识点传递给公众。一个权威的科普资源库可以成为应急科普期间的"弹药"储备,改变健康科普资源储备不足的现状,极大地增强信息传播者的舆论引导力度,协助媒体及时而准确地发布公众所需的科普信息,对公众关注的热点议题及时跟进,消除公众的恐慌和疑虑。在疫情防控常态化期间,媒体亦可利用资源库的信息,增强对公众科学精神的引导和基本医疗防护等科学知识的教育,使公众养成健康行为习惯,提升健康素养,从而更有效地促使公众在突发公共卫生事件中理性地抵制谣言,维护社会舆论稳定。

② 以需求为导向开展精准健康科普,实现信息精准推送

要实现精准传播,一方面需要了解现行健康信息传播方式与公众需求的契合度。可通过开展全媒体的精准健康传播策略研究,提炼和总结政府部门、专业机构、媒体的健康信息传播特征以及市民健康信息获取情况与传播效果,从而了

解全媒体下不同人群健康传播效果特征,对于健康信息的需求特点和主要影响因素,为健康科普在公众定位、内容设置、传播推广等方面提供理论基础。另一方面,需要深入了解和掌握全人群的健康状况,通过加强健康医疗大数据应用体系建设,推进基于区域人口健康信息平台的医疗健康大数据开放共享、深度挖掘和广泛应用,消除数据壁垒,将有助于深入了解公众的健康状况,实现健康科普信息的精准化推送。

在健康医疗大数据应用体系建设上,上海市探索建立了智慧健康驿站,该驿站以街镇为单位配置,提供包括对个体主要体征体质指标进行自助检测、对主要健康风险因素进行自我评估、出具健康风险及健康管理建议报告三大类服务。可尝试通过此类智能健康信息平台,收集涵盖人群基本信息、健康体征、生活方式等监测数据从而积累形成含有个体和人群的健康现况、行为风险因素的健康大数据并上传至云平台,通过人工智能数据分析,找出疾病易感因素,绘制健康曲线,从而在实现智能健康风险预警的同时,结合其健康信息需求分析,与科普资源库内的相关内容进行智能匹配,实现信息的精准推送。

③ 做好舆情监测,实现信息推送节点精准适时

充分利用大数据进行舆情监测,通过持续地收集、汇总、分析包括新闻、报刊、政务、微博、公众号、视频和网站等网络媒体相关数据,对公众健康信息需求和利益诉求进行分析,对网络舆情爆发的信号进行早期识别和预警,充分利用用户高活跃度时间段发布正面、重要的健康信息,同时防止负面信息及易恐慌谣言在这一时间段内传播扩散,全方位地保证科普信息推送的适时性和合理性。

三、注重健康科普的效果评价及其运用

突发公共卫生事件的突发性、早期不可预测性和危害性,决定了其健康科普的特殊性。公众在面对突发公共卫生事件时的恐慌、焦虑会增加其主动获取健康信息的行为,而以微博、微信为代表的新媒体具有极大开放性和互动性,往往容易造成信息失真、谣言滋生,放大事件风险性。在新冠肺炎疫情防控期间,为了避免或减少上述问题的发生,健康科普专业人员充分利用线上、线下资源快速

开展健康科普效果调查评估,如通过专业机构的公众号发布网上问卷,对公众号疫情期间科普效果进行市民调查,同时在线下尝试跨领域合作,借助城管队伍对沿街商户进行《上海市民健康公约》宣传倡导调查、与餐饮协会合作开展餐饮行业公筷公勺使用现状调查,从而实现快速且多维度的调查。通过调查帮助传播主体在事件迅速发展变化下,了解公众相关防控知识的掌握情况,感知公众所需要的健康信息,及时地了解当前的传播内容、形式等是否与公众的需求相契合继而针对薄弱环节迅速地对传播内容和途径进行调整。

同时,疫情防控期间科普效果评估也暴露出一些不足。一方面,在突发公共卫生事件下,借助新媒体网络资源可以实现对已开展的健康科普进行快速、有效的效果评价。但与此同时有部分老年人群,对互联网的使用层次较低,他们的信息来源渠道主要来自亲友和传统媒体,单一地依赖于网络调查无法准确及时地获取该人群的科普需求,未能做到人群的广覆盖。另一方面,在既往开展的健康科普效果评价中,更多的是将知识知晓率作为评价指标,而难以准确掌握健康行为的形成率。而健康知识水平的提高不能等同于健康行为的养成,公众对健康知识的掌握程度往往要明显优于健康行为的养成。针对上述不足,在实践中寻求弥补的方法。一方面,目前卫生热线成为了倾听和了解老年人群需求的重要窗口。可以利用卫生热线进行简短的电话调查,从而使效果评价能够覆盖更多的群体。另一方面,实践经验表明,除了了解公众对防控知识的知晓情况,突发公共卫生事件下的科普传播效果评价还需聚焦如何延续疫情防控效应,促使公众养成包括防疫行为在内的、更广泛意义上的健康行为。尤其值得注意的是突发公共卫生事件后的"行为回退现象",例如在 SARS 期间,市民"勤洗手、戴口罩"等健康行为形成率和实践率较平时均有大幅度提高,而当这种健康威胁消失后,则会出现行为回退。要提高健康科普行为倡导的效果,提升公众健康知识向健康行为的有效转化,需要建立集抽样、监测、数据分析、质量控制、结果反馈为一体,线上线下相结合的健康行为监测系统,全方位评估公众健康行为的现状和影响因素以及健康知识向健康行为的转化率,并及时地反馈给健康科普主体,为传播主体第一时间调整干预策略和措施提供依据,从而使健康科普工作能够结合监测结果,针对性地开展行为干预和倡导,增强公众对于健康行为改变的信念,促进健康行为的养成。

第④节　弘扬爱国卫生传统　凝聚健康科普合力

　　爱国卫生运动是把群众路线运用于卫生防病工作的成功实践和伟大创举。新冠肺炎疫情防控期间，上海市弘扬爱国卫生运动优良传统，充分发挥群众工作优势，大力推进环境卫生专项整治，广泛开展健康科普，积极倡导健康生活方式，强化群防群控机制，助力打赢疫情防控的人民战争。同时，新冠肺炎疫情防控也暴露出爱国卫生工作在群众组织动员、工作方式方法、基层机构和能力等方面仍存在一些薄弱环节。

　　为深入贯彻习近平总书记关于爱国卫生工作的系列重要指示、批示精神，落实党中央、国务院决策部署，2020年国务院印发《关于深入开展爱国卫生运动的意见》，2021年上海市政府出台了《关于深入推进爱国卫生运动的实施意见》（以下简称《实施意见》）。《实施意见》明确提出，要丰富工作内涵、创新方式方法，推动爱国卫生运动从环境卫生治理向全面社会健康管理转变，把全生命周期健康管理理念贯穿城市规划、建设、管理全过程各环节。推动爱国卫生从环境整治迈向健康共治，筑牢健康科普的群防群控、联防联控工作基础，需要营造健康环境、倡导健康行为、加强健康管理、创新工作手段、健全工作体系等，以适应新时代卫生健康事业发展的需要，推动健康中国战略的顺利实施。

一、营造健康环境，建设健康科普传播阵地

❶ 完善公共卫生设施

　　要健全"爱国卫生月""爱国卫生集中行动周"和"爱国卫生义务劳动日"制度，解决重点场所、薄弱环节"脏、乱、差"问题，补齐公共卫生环境短板。推进农贸市场合理布局和标准化建设管理，推出卫生技术指南，逐步取消市场活禽交易，维护市场及周边环境卫生。优化农村垃圾"户投、村收、镇运、区处"体系，确保有效收集和无害化处置。推进"厕所革命"，提升城乡公厕、农村户厕建设和养护水平。建立公共卫生环境评价指标体系和监督管理机制，定期评价并向社会

公布评价结果,促进防病环境改善。

② 完善健康支持性环境

加强城市绿道、健身步道建设,完善"一江一河"岸线健康设施,推进 AED（自动体外除颤仪）配置。完善体育场馆、公园广场、市民健康促进中心、健身活动中心、文体活动中心、智慧健康驿站、健康教育咨询点、母婴设施、标准化室外吸烟点等场所设施建设。依托各类健康设施,针对性提供健康科普咨询和相关健康服务,扩大健康科普传播阵地覆盖面,提升健康资源可及性和利用率。

二、倡导健康行为,丰富健康科普工作内涵

新时代开展爱国卫生运动,要坚持预防为主,从环境整治迈向行为革命,提倡文明健康、绿色环保的生活方式,有效防控传染病和慢性病,提高群众健康素养和全民健康水平。

① 普及健康科普知识

发挥卫生（含中医药）、教育、体育、科研等专业机构和专业人员在健康科普中的重要作用。将生命教育和健康教育纳入幼儿园和中小学教育课程,把传染病和常见病预防、卫生应急、伤害防范、健康生活、心理调适等纳入中小学生综合素质评价和学校、教师评估内容。完善学校健康教育资源共享平台和培训体系。加强社区健康教育和健康科普。

② 培育健康生活方式

加大健康生活方式科普力度,引导群众主动学习掌握健康技能,养成合理膳食、适量运动、戒烟限酒、心理平衡的健康生活方式,有效预防高血压、糖尿病等慢性病。开展减油、减盐、减糖（以下简称"三减"）行动。鼓励食品生产经营企业提供低盐、低油、低糖、无糖食品,规范标注食品营养标签。推进在酒精、含糖饮料货架或者柜台上设置符合要求的健康警示标识。制定中小学校、幼托机构的膳食营养指南、标准。推广营养健康食堂（餐厅）建设,将"三减"知识等纳入食品生产经营从业人员培训。完善全民健身公共服务和赛事体系,加强科学健身指

导,建立全社会参与的运动促进健康模式。

③ 践行绿色环保理念

开展生态环境保护宣传,引导群众践行绿色低碳生活。珍惜水、电等资源能源,树立爱粮节粮意识,拒绝"舌尖上的浪费"。推动替代和限制使用塑料产品,加快推进限制和禁止使用不可降解塑料袋、一次性餐具等,推行使用环保购物菜篮或环保袋,避免过度包装。

三、加强健康管理,夯实健康科普社会基础

健康科普工作需要全社会共同参与,依托国家卫生区、镇创建和健康社区、健康单位、健康园区、健康家庭等健康场所建设,不断拓宽传播渠道,引导社会法人、市民个人共同维护自身的健康。

① 巩固深化卫生创建成果

加强卫生城镇创建技术指导和监督管理,通过行业监管、社会监督和暗访评价,实行卫生城镇动态管理,完善退出机制,整体提升城乡卫生健康环境水平。夯实基层卫生创建基础,积极开展卫生街道、卫生村居、卫生单位建设,完善卫生基础设施,落实卫生管理制度。

② 推进健康城市建设

将健康元素作为城市各项规划的重要内容,融入城市建设、管理、安全、服务等领域。推动健康融入所有政策,建立健康影响评估制度,成立市、区两级专家委员会,对重大民生政策、规划项目和建设工程开展健康影响评估。开展健康城区、街镇、社区(村)创建,打造卫生区镇升级版,夯实健康城市建设基础。

③ 加快健康场所建设

完善健康单位、健康园区、健康家庭建设标准,培育一批示范健康场所,发挥辐射带动作用。有针对性采取措施,着力推动全社会健康环境改善、健康服务优化、健康教育普及和健康行为养成,夯实健康促进的社会基础。

四、创新工作手段，扩大健康科普影响力

① 创新社会动员机制

将爱国卫生与群众性精神文明创建活动结合，发挥工会、共青团、妇联等群团组织作用。村居委会要指导业委会、物业管理企业，协调家庭医生、计生专干、专业社工、志愿者等参与爱国卫生，并把爱国卫生内容纳入村规民约、居民公约。建立居民健康积分制等激励机制，鼓励居民参与环境整治、健康促进和健康公益等活动。完善社会力量参与机制，通过购买服务等方式，支持社会组织参与。

② 强化法治化保障

推进实施基本医疗卫生与健康促进法、传染病防治法等法律法规，落实相关工作要求。制定出台爱国卫生和健康促进条例，将实践证明行之有效的好经验、好做法凝练提升为法律制度，进一步明确政府责任和单位、市民义务，保障民众健康权益。完善爱国卫生工作相关技术标准，推进工作规范化、标准化。

③ 提升信息化程度

适应超大城市运行管理精细化、数字化和可视化趋势，创新管理方式，构建爱国卫生日常管理、公共服务、社会参与和绩效评估信息管理系统。借助网格化管理，依托大数据、人工智能等新技术、新方法，开展精准化健康管理，提升爱国卫生管理水平和服务效能。

五、健全工作体系，提升健康科普能力

① 完善工作架构，提升专业化水平

完善市、区、街镇三级管理架构，健全市、区、街镇、村居、楼组五级联动工作网络。完善机关、企事业单位、村居爱卫组织机构，建立专兼职爱国卫生人员队伍，筑牢基层网底。建立健全市、区两级爱国卫生与健康促进技术指导机构，为

爱国卫生工作提供专业支撑。加强爱国卫生工作人员能力建设,提高统筹谋划、协调动员、科学管理等能力水平。

② 加强组织建设,健全激励机制

健全各级爱国卫生运动委员会工作制度和议事规则,明确职责分工,建立履职情况通报制度。发挥平台作用,统筹协调政府有关部门、单位及社会各界广泛参与健康科普和健康教育工作。及时总结和推广典型经验和做法,建立定期通报机制,健全爱国卫生激励体系。

要继承和发扬爱国卫生运动的优良传统,深入开展爱国卫生运动,普及健康科普知识,提高社会健康管理主动性、积极性,将在疫情防控期间形成的良好卫生习惯和健康生活方式延续、固化为公共卫生安全的常态长效之举,进一步发挥好群众工作的政治优势和组织优势,用文明素质与健康素养构筑起防控疫情的"铜墙铁壁",提升新时代爱国卫生运动的整体效能。

（撰稿人：姜综敏、潘新锋、史晓誉、吴贞颐、陈润洁、秦　彦）

参 考 文 献

［1］中国政府网. 突发公共卫生事件应急条例 http：//www. gov. cn/gongbao/content/ 2011/content_1860801. htm.

［2］王帆,郑频频,傅华. 新冠肺炎疫情中的健康传播与健康素养［J］. 健康教育与健康促 进,2020,15(1)：3－4.

［3］乐坤蕾,黄晓兰,王彤,等. 重大突发公共卫生事件一级响应下的上海健康科普实践 特征分析［J］. 健康教育与健康促进,2020,15(5)：496－499.

［4］万明国,王成昌. 突发公共卫生事件应急管理［M］. 北京：中国经济出版社,2009. 32：75－80.

［5］中华人民共和国中央人民政府. 媒体危机公关 5S 通用原则 http：//www. gov. cn/ zhuanti/2017-09/08/content_5223561. htm.

［6］王炫文,雷悦橙. 突发公共卫生事件下老年群体卫生应急素养思考［J］. 合作经济与 科技(13)：3.

［7］四川新型冠状病毒肺炎疫情心理干预工作组. 新型冠状病毒大众心理防范手册［J/ OL］. 四川科学技术出版社,2020.

［8］孔雨薇,王立贵,宋宏彬,等. 学校传染病防控的关键环节［J］. 现代预防医学,2020, 47(6)：159－161,175.

［9］甘泉,骆郁廷. 社会动员的本质探析［J］. 学术探索,2011(12)：24－28.

［10］贺治方. 国家治理现代化进程中社会动员研究［D］. 中共中央党校,2019.

［11］孙晓晖,刘同舫. 公共危机治理中社会动员的功能边界和优化策略［J］. 武汉大学学 报：哲学社会科学版,2020,73(3)：23－32.

［12］周向阳. 健康传播学［M］. 北京：人民卫生出版社,2017.

［13］陈茂林,王竹林. 社会规范差异与跨文化交际［J］. 南阳师范学院学报：社会科学版,

2004,3(4)：118 - 120.

［14］ 郭沁.健康行为的社会规范性影响和从众心理［J］.浙江大学学报：人文社会科学版,2019,49(1)：80 - 92.

［15］ 潘莉.道德健康对心理健康的促进和发展［J］.当代青年研究,2010(2)：34 - 39.

［16］ 续琨,黄晓兰,俞铭敏,周静锋,丁园,魏晓敏,李圆圆,唐云龙,刘惠琳,吴立明.突发公共卫生事件中的应急健康科普模式探索［J］.健康教育与健康促进,2020,15(6)：594 - 596.

［17］ 熊翠兰.新冠肺炎疫情中健康传播的机遇、挑战与对策初探［J］.科技传播,2021,13(3)：73 - 76.

［18］ 徐水源.创新发展新时代爱国卫生运动——学习习近平总书记关于健康中国战略重要论述体会之七［J］.民生周刊,2020(17).

［19］ 上海市人民政府.上海市人民政府关于深入推进爱国卫生运动的实施意见 https://www. shanghai. gov. cn/nw12344/20210617/45f396678ee9495587a5c8d597890329. html.